W0230768

Dr. Hardy Walle

# Leicht Abnehmen!
# Das Rezeptbuch.

Gewicht verlieren mit Eiweiß und Formula-Mahlzeiten.
Und für danach: 70 einfache und abwechslungsreiche
LOGI-Rezepte rund um den Powerstoff Eiweiß.

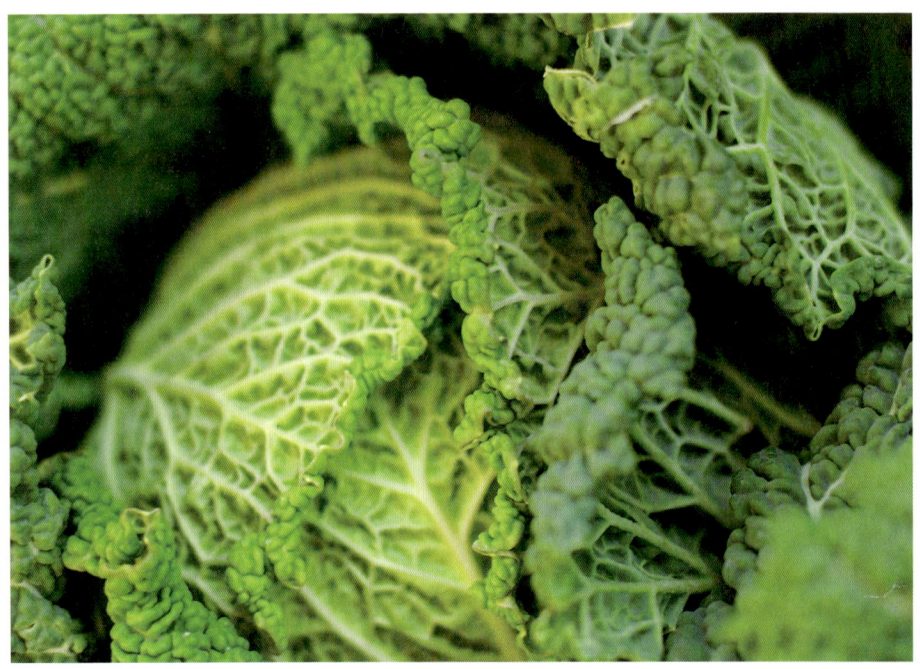

# Rezeptverzeichnis

# Essen soll Spaß machen!

Bedeutet gesunde Ernährung tatsächlich, Körner zu kauen und fettarm zu kochen? Die Ernährungslehre der letzten Jahrzehnte hat uns den Spaß am Essen vermiest: Maximal zweimal die Woche Fleisch, ein Ei pro Woche, möglichst wenig Fett, dafür aber überreichlich und regelmäßig Müsli, Vollkorngetreide und -brot. Genussvolles Essen scheint zur Sünde mutiert, am sichersten erscheint es, sich mit der Kalorientabelle in der Hand zu ernähren. Doch wir wollen uns nicht ernähren, wir wollen essen. Genießen und zwar mit Spaß! Und zwar so viel, bis wir satt sind, nicht bis eine gewisse Kalorienzahl erreicht ist.

Essen ist grundsätzlich etwas Gutes, die Lebensmittel versorgen uns mit den Vitalstoffen, die wir benötigen, um leistungsfähig und glücklich zu sein. Daher haben wir uns vorgenommen, mit den Ernährungsirrtümern aufzuräumen und Ihnen wieder Spaß am Essen zu geben.

Das Besondere an diesen gut schmeckenden, sättigenden und leicht nachzukochenden Rezepten ist, dass sie alle entsprechend unseren Empfehlungen kohlenhydratreduziert, fettmodifiziert und eiweißoptimiert sind. Ihre Zusammensezung orientiert sich an der LOGI-Methode.

# Wissenswertes

Der Magen hat keinen Kalorienzähler, den man auf zum Beispiel 500 kcal pro Mahlzeit programmieren kann, sodass er bei Erreichen dieser Energiezufuhr meldet, satt zu sein bzw. nichts mehr aufnehmen zu können. Sie können eine ganze Tafel Schokolade essen und nach einer halben Stunde trotzdem wieder Hunger verspüren. Sie können eine Tüte Chips nach der anderen essen und dazu auch noch Cola konsumieren – das liefert viele, viele »leere Kalorien«, macht aber keineswegs satt! Sättigung funktioniert anders.

Der Magen reagiert vor allem auf Dehnungsreize, eine starke Dehnung signalisiert »satt«. Volumen und Gewicht dehnen den Magen. Ideal, wenn die Lebensmittel, die dies auslösen, möglichst kalorienarm und zugleich nährstoffreich sind. Ein Liter Wasser hat ein großes Volumen und Gewicht, liefert aber keine Kalorien. Er müsste theoretisch gut sättigen. Das Problem ist: Wasser verlässt den Magen zu schnell wieder, als dass es sättigen könnte. Gebunden an bzw. durch Faserstoffe wie Cellulose und andere Ballaststoffe hingegen sorgt es für Volumen! Damit wird klar, welche Lebensmittel ideale Sattmacher sind: Gemüse.

Wasserreiche Lebensmittel wie Salat, Gemüse, aber auch Früchte – mit Einschränkungen (Maßhalten ist wegen des Fruchtzuckers geboten) – führen zu einer guten Magenfüllung und sättigen. Was vielen unbekannt ist: Auch Fleisch, insbesondere magere Stücke, ist wasserreich, sättigt also gut. Deshalb sollte jede Hauptmahlzeit mit einer großen Portion Salat eröffnet werden. Und Gemüse kann zu allen Mahlzeiten in beliebigen Mengen verzehrt werden. Positiver Nebeneffekt: Gemüse enthält viele Vitamine, Mineralstoffe und Spurenelemente.

Für eine lang anhaltende Sättigung spielt dann noch die Eiweißzufuhr eine große Rolle. Eiweiß hat den besten Sättigungsfaktor der drei energieliefernden Nährstoffe. Kohlenhydrate machen nicht so lange satt, am schlechtesten sättigen Fette. Das ist auch ein Trick unseres Ernährungskonzepts: Hochwertige Eiweiß-Shakes haben eine geringe Energiedichte (ca. 60 kcal pro 100 Gramm), dehnen aber den Magen durch

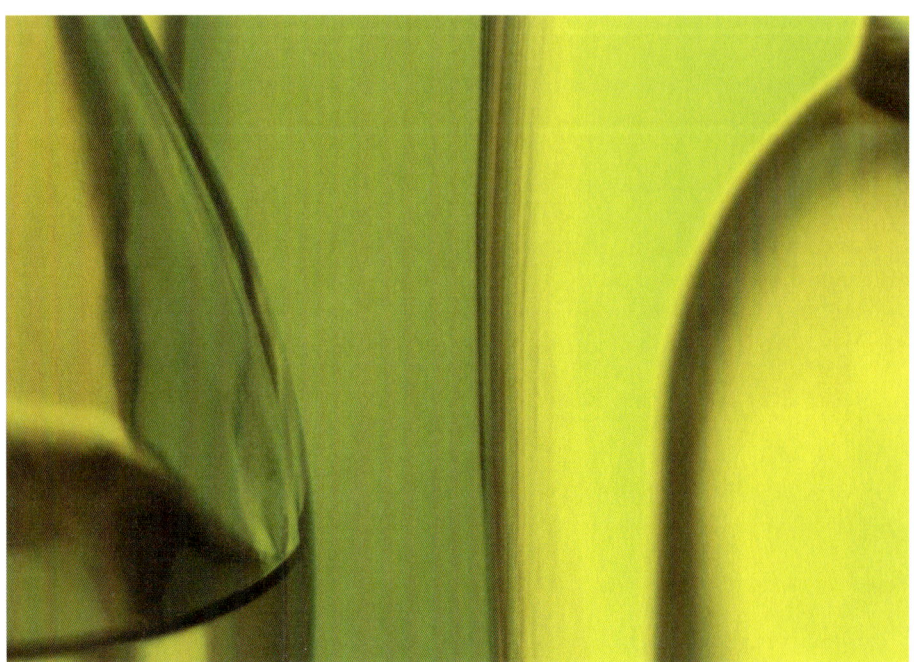

Volumen und erreichen aufgrund des hohen Eiweißanteils eine lang anhaltende Sättigung.

Wichtig ist, dass die Shakes auch Vitamine, Mineralien sowie Spurenelemente in optimierter Dosis enthalten, damit der Körper auch während der Phase der Gewichtsreduktion mit allen notwendigen Nährstoffen optimal versorgt wird. Währenddessen werden täglich nur eine bzw. zwei Hauptmahlzeiten neben den Shakes eingenommen. Alle Hauptmahlzeiten in diesem Buch liefern viel Eiweiß, gutes Fett und wenige Kohlenhydrate. Alle Gerichte können sowohl in der Reduktionsphase wie auch langfristig als wohlschmeckende Mahlzeiten auf dem Speiseplan stehen.

Gesundheits-Plus: Diese Ernährung verbessert die Blutfettwerte, senkt das Herzinfarkt- und Diabetesrisiko und trägt entscheidend zur Lebensqualität bei. Sie schmeckt gut und versorgt uns optimal mit Nährstoffen. Und sie macht satt, Kasteien gehört der Vergangenheit an!

# Kleine Ernährungslehre

**Fette:** 1 g Fett entspricht einem Energiewert von 9 kcal im Gegensatz von 4 kcal bei Eiweiß und Kohlenhydraten. Damit galten Fette bisher immer als Kalorienbomben und Dickmacher. Zum Glück stimmt das nicht. Fette spielen in unserem Stoffwechsel eine wichtige Rolle: als Baustoffe der Zellen, Transporter fettlöslicher Vitamine und Regulatoren des Fettstoffwechsels. Je mehr »gute« Fette aufgenommen werden, desto niedriger die Triglyzeridwerte (Neutralfette) und desto höher das gute HDL-Cholesterin, welches die Gefäße »putzt«. Gutes Fett wirkt antientzündlich und lässt die Blutkörperchen besser durch die kleinsten Gefäße gleiten. Es beugt Herzinfarkt und Schlaganfall vor, ganz besonders die mehrfach ungesättigten Omega-3-Fettsäuren. Diese sind primär in fetten Kaltwasserfischen wie Hering, Lachs und Makrele enthalten. Aber auch wilde sowie artgerecht gehaltene Tiere enthalten Omega-3-Fettsäuren: Schafe, Wild, Rinder (Bio-Qualität). Achten Sie beim Einkauf auf die Qualität der Lebensmittel. Das Fleisch eines Tieres, das nie den Stall verlassen hat und von Fischmehl ernährt wurde, liefert »schlechtes« Fett; das eines artgerecht lebenden Rinds, welches nur saftiges Gras gefressen hat, »gutes« Fett. Investieren Sie in die Qualität der Nahrungsmittel: Sie sind es wert!

**Kohlenhydrate:** »Kohlenhydrate ad libitum« (in beliebiger Menge) wurde über viele Jahre hinweg empfohlen. Mittlerweile ist bekannt, dass zu viele oder die falschen Kohlenhydrate den Insulinspiegel erhöhen und dadurch die Entwicklung einer Insulinresistenz und das metabolische Syndrom fördern. Jeder Kohlenhydratüberschuss wird in Fett umgewandelt. In einer ersten Reaktion auf diese Erkenntnisse wurden die Kohlenhydrate in »gute« und »schlechte« bzw. »schnelle« und »langsame« eingeteilt. Der glykämische Index wurde intensiv erforscht, Kohlenhydrate mit einer starken Blutzuckerwirksamkeit verteufelt. Langsame Kohlenhydrate, die den Blutzucker kaum ansteigen lassen, gelten als günstiger für die Gesundheit. Glyx-Diäten kamen in Mode. Doch auch diese unterstützten letztendlich eine kohlenhydratlastige Ernährung, da in ihrem Rahmen nur der Qualität der Kohlenhydratquellen Beachtung geschenkt wird. Als besseres Maß erwies sich die glykämische Last. Diese berücksichtigt die Blutzuckerwirksamkeit von Lebensmitteln in Abhängigkeit der tatsächlich zugeführten Menge. Doch im Alltag den glykämischen Index oder die gklykämische Last zu berechnen ist kompliziert. Auf den Punkt gebracht lauten die Empfehlungen: Essen Sie weniger Kohlenhydrate, dafür mehr Eiweiß und Ballaststoffe. Also kleinere Portionen bzw. seltener Kartoffeln, Reis, Nudeln, Brot und Co., dafür öfter Fleisch, Fisch, Eier und natürlich Gemüse. Es ist jedoch nicht nötig, die Kohlenhydrataufnahme so drastisch zu reduzieren wie von Atkins und anderen Low-Carb-Diäten verlangt. 10 bis 15 Prozent weniger als bisher ist ein guter Anfang.

**Eiweiß:** Der wichtigste Nährstoff. Während Kohlenhydrate ihre wichtigste Aufgabe als (kurzfristiger) Treibstoff und Fette als Energiespeicherstoff erfüllen, ist Eiweiß der grundlegende Baustoff unseres Körpers. Keine Körperzelle könnte ohne Eiweiß gebildet werden. Bei Eiweißmangel wird das Gewebe schlaff, werden die Knochen brüchig und das Immunsystem anfällig für Infekte. In den letzten Jahren wurde die Bedeutung von Eiweiß immer besser erkannt und die Zufuhrempfehlungen entsprechend angehoben: Von 0,8 g/kg Körpergewicht auf 1,0 g/kg Körpergewicht. Senioren sollten 1,2 g Eiweiß/kg Körpergewicht aufnehmen. Ich empfehle Ihnen sogar mindestens 1,4 g Eiweiß/kg Körpergewicht, aktiven Sportlern sogar 1,8 g/kg Körpergewicht. Deshalb sollten hochwertige Shakes zur Gewichtsreduktion besonders viel und besonders wertvolles Eiweiß enthalten. Die meisten Standardshakes enthalten nur um die 50 g Eiweiß/100 g, empfehlenswert sind 70 g Eiweiß/100 g. Denken Sie immer daran: Nur das beste Eiweiß ist für Ihren Körper gut genug! Eine hohe biologische Wertigkeit garantiert, dass der Körper nicht so stark mit Eiweißabbauprodukten belastet wird.

> Alle maßgeblichen Empfehlungen haben wir bei der Rezeptentwicklung für dieses Buch berücksichtigt: Niedrige Energiedichte. Hoher Eiweißgehalt. Gesunde und frische Lebensmittel mit Vitaminen, Mineralien und Spurenelementen. Gerichte, die sättigend und wohlschmeckend sind.

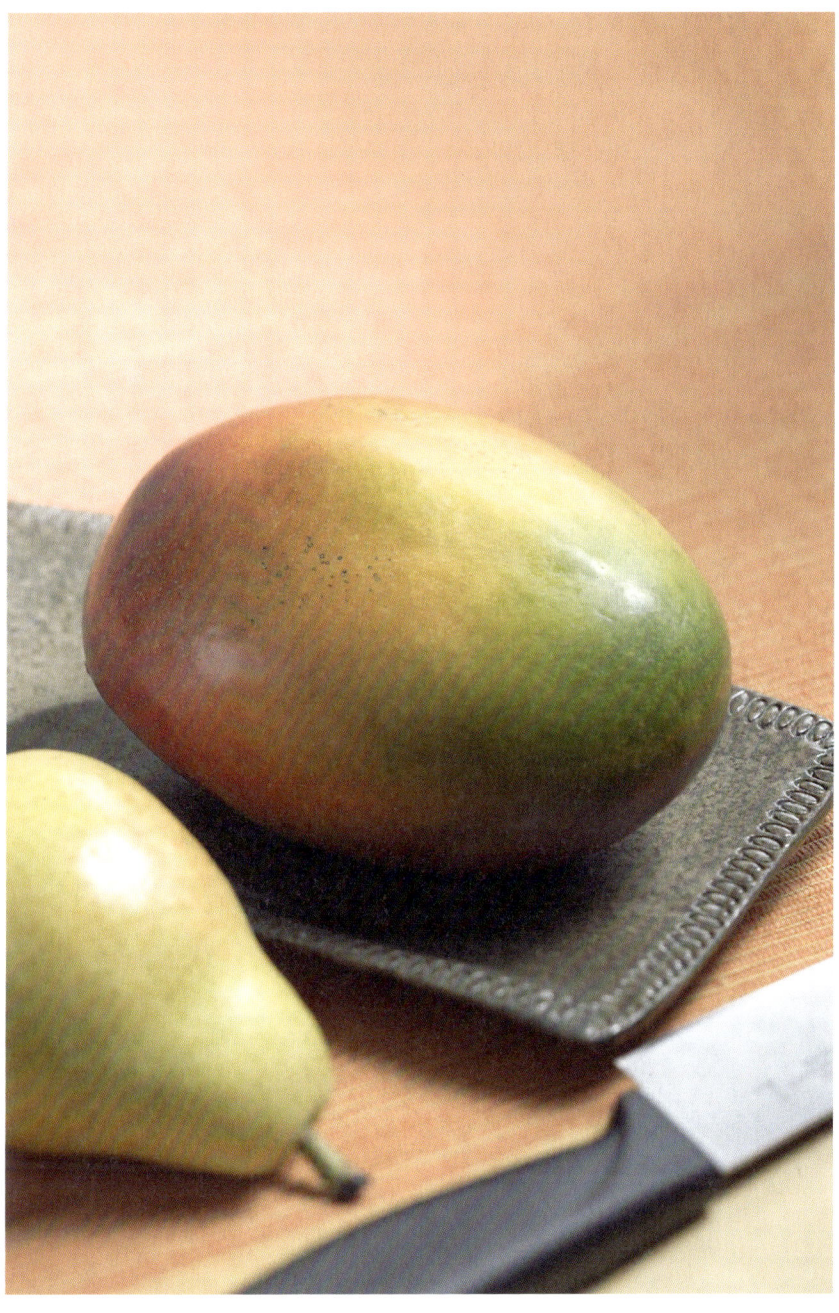

**Für 1 Portion:**

250 g  gemischte
       Beeren
150 g  Speisequark
       (20 % Fett)
  1 EL Mineralwasser
  1 TL Agavendicksaft
  1 EL Sojaflocken
  1 EL Mandel-
       blättchen

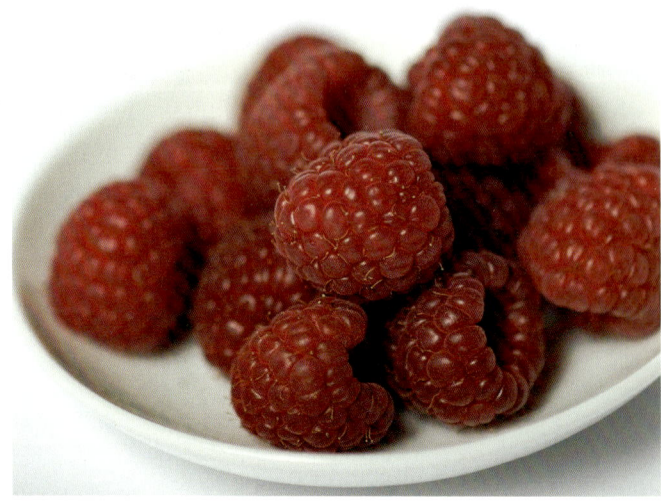

## Beeren-Creme

Die Beeren verlesen, kurz mit Wasser abbrausen und in einem Sieb abtropfen lassen. Die Blütenkelche entfernen, die Hälfte der Beeren mit Quark und Mineralwasser cremig pürieren.

Die übrigen Beeren vorsichtig unterziehen. Mit Sojaflocken und Mandelblättchen bestreuen.

*Die Beerencreme stillt Süßgelüste und ist doch ganz im Rahmen der LOGI-Ernährung.*

**Variante:** Je nach Jahreszeit und persönlicher Vorliebe können Sie die Fruchtsorte beliebig variieren. Lediglich vor allzu süßen Früchten mit hohem Zuckeranteil wie Banane oder Weintrauben raten wir Ihnen ab.

*Nährwertangaben pro Portion:*
*ca. 284 kcal, 18 g Eiweiß, 15 g Fett, 20 g Kohlenhydrate*

## Herbst-Müsli

Die Orange schälen, dabei auch die weiße Haut entfernen, und in Würfel schneiden. Die Birne und den Apfel waschen, jeweils das Kerngehäuse herausschneiden, die Birne in Würfel schneiden, den Apfel fein reiben.

Die Brombeeren vorsichtig waschen, abtropfen lassen und entkelchen. Den Joghurt mit dem Apfelbrei gut verrühren. Die anderen Früchte mischen und auf einem Teller anrichten. Den Joghurt darüber geben.

Haselnüsse und Sesamsaat in einer beschichteten Pfanne ohne Fett rösten. Den Früchtejoghurt damit bestreuen.

1 Orange
½ Birne
1 kleiner Apfel
100 g Brombeeren (frisch oder TK)
250 g Naturjoghurt
2 TL gehackte Haselnüsse
1 TL Sesamsaat

*Nährwertangaben pro Portion:*
*ca. 342 kcal, 14 g Eiweiß, 12 g Fett, 48 g Kohlenhydrate*

## Sommerlicher Früchte-Mix mit Sprossen

Die Nektarinen waschen, halbieren, jeweils den Kern entfernen und die Früchte in Spalten schneiden. Die Fruchtspalten auf einem Teller anrichten und mit der Buttermilch übergießen. Die Himbeeren vorsichtig waschen, abtropfen lassen und entkelchen. Dekorativ auf der Buttermilch verteilen.

Die Sprossen waschen, in einem Sieb gut abtropfen lassen und auf das Nektarinen-Müsli streuen. Die Sojaflocken in einer Pfanne mit Honig anrösten und das Müsli damit bestreuen.

**Variante:** Sie können statt Bockshornkleesprossen auch geröstete Sonnenblumensprossen verwenden.

2 Nektarinen
200 g Buttermilch
100 g Himbeeren
30 g Bockshornklee- sprossen
2 TL Sojaflocken
½ TL Honig

*Nährwertangaben pro Portion:*
*ca. 230 kcal, 11 g Eiweiß, 8 g Fett, 28 g Kohlenhydrate*

## Spargel-Salat mit Erdbeeren

**Für 2 Portionen:**

300 g weißer und grüner Spargel (gemischt)
2 EL Himbeeressig
1 EL Walnussöl
½ TL Akazienhonig
150 g Erdbeeren
125 g Rucola

Nach Geschmack Salz, rosa Pfeffer und ein paar Minzeblättchen.

Den weißen Spargel vollständig, den grünen nur im unteren Drittel schälen. In Salzwasser mit etwas Zucker den grünen Spargel 8–10 Minuten, den weißen Spargel in 15–20 Minuten bissfest garen. Die Spargelstangen aus dem Sud heben und abtropfen lassen.

Inzwischen Essig, Öl, Honig und 1 EL des Spargelkochwassers zu einem Dressing verrühren. Die Minzeblättchen waschen, trocken tupfen, fein hacken und unterrühren.

Die Erdbeeren vorsichtig waschen, trocken tupfen, entkelchen und in Scheiben schneiden. Den Rucola verlesen, waschen, trocken schleudern und auf zwei Teller anrichten. Den Spargel und die Erdbeeren dekorativ darauf anrichten, mit dem Dressing beträufeln. Nach Geschmack salzen und mit rotem Pfeffer bestreuen.

*Machen Sie vor dem Kauf den Frischetest. Der Spargel schmeckt am besten, wenn er glatte Schnittflächen hat und beim Zusammendrücken derselben Saft austritt. Der Spargel darf nicht säuerlich riechen und die Stangen sollten so knackig sein, dass sie beim Biegen sofort durchbrechen.*

**Variante:** Lust auf etwas Besonderes? Mit gebratener Putenbrust, einem Hähnchenbrustfilet oder sogar einer kross gebratenen Entenbrust wird der leichte Salat zur leckeren, leichten Hauptmahlzeit.

*Nährwertangaben pro Portion:*
*ca. 122 kcal, 6 g Eiweiß, 7 g Fett, 10 g Kohlenhydrate*

*Top-LOGI-Rezept von Franca Mangiameli*

## Linsen-Salat

**Für 4 Portionen:**

Die Linsen in der Gemüsebrühe etwa 15 Minuten garen. In der Brühe erkalten lassen, dann erst abgießen und die Kochflüssigkeit auffangen.

Den Feldsalat verlesen, waschen und trocken schleudern. Die Orange schälen und das Fruchtfleisch aus den Segmenten lösen (filetieren), dabei den Fruchtsaft auffangen. Die Orangenfilets nach Belieben etwas kleiner schneiden.

Den Feta in kleine Würfel schneiden. Den Schnittlauch waschen, trocken schütteln und in 3–4 cm lange Röllchen schneiden.

Die aufgefangene Linsenbrühe mit dem aufgefangenen Orangensaft, dem Zitronensaft, Salz und Pfeffer verrühren. Das Öl unterschlagen. Mit etwas Senf abschmecken. Linsen, Feldsalat, Orange, Käse und Schnittlauch locker miteinander mischen, das Dressing unterziehen. Den Salat sofort servieren.

125 g rote Linsen
250 ml Gemüsebrühe
200 g Feldsalat
1 kleine Orange
150 g Feta
½ Bund Schnittlauch
1–2 EL Zitronensaft
2 EL Walnussöl

Nach Geschmack
Salz, weißer Pfeffer,
mittelscharfer Senf.

*Nährwertangaben pro Portion:*
*ca. 315 kcal, 6 g Eiweiß, 7 g Fett, 7 g Kohlenhydrate*

*Top-LOGI-Rezept von Franca Mangiameli*

## Käse-Omelett

**Für 2 Portionen:**

400 g Zucchini
2 EL Rapsöl
2 EL roher,
   gewürfelter
   Schinken
2 TL saure Sahne
4 EL Küchenkräuter
6 Eier
2 EL geriebener Käse
4 EL Milch

Nach Geschmack
Salz, Pfeffer und
Muskatnuss.

Die Zucchini waschen und in Scheiben schneiden. Das Öl in einer Pfanne erhitzen und die Zucchini darin 5 Minuten braten. Den Schinken hinzufügen und eine Minute mitbraten. Die saure Sahne und 2 EL frisch gehackte Kräuter unterziehen und das Gemüse mit den Gewürzen abschmecken. In einer Schüssel zugedeckt warmhalten.

Die Eier aufschlagen und mit der Milch, den restlichen Kräutern sowie dem Käse verrühren. Erneut 1 EL Öl in der Pfanne erhitzen und die Eiermischung darin stocken lassen. Vorsichtig wenden und das Omelett auch von der anderen Seite goldbraun braten. Mit dem Zucchinigemüse servieren.

*Nährwertangaben pro Portion:*
*ca. 450 kcal, 35 g Eiweiß, 30 g Fett, 10 g Kohlenhydrate*

## Gebackene Paprikaschiffchen

**Für 2 Portionen:**

1 große rote
   Paprikaschote
2 getrocknete
   Tomaten in Öl
20 g roher Schinken
2 Eier
2 EL Milch
3 TL Schnittlauch-
   röllchen

Nach Geschmack Salz,
Pfeffer und etwas
Butter für die Form.

Den Backofen auf 200 °C (Umluft 180 °C) vorheizen. Die Paprikaschote waschen, trocken tupfen, längs halbieren und die Trennhäutchen sowie Kerne vorsichtig entfernen. Die beiden Hälften nebeneinander in eine leicht gefettete, kleine Auflauffom setzen. So viel Gemüsebrühe angießen, dass sie etwa ½ cm hoch in der Form steht. Die Paprika im Ofen 20 Minuten garen.

Die getrockneten Tomaten abtropfen lassen und in feine Würfel schneiden. Den Schinken ebenfalls in kleine Quadrate schneiden. Die Eier mit der Milch verquirlen, mit Salz, Pfeffer und 2 TL Schnittlauchröllchen würzen. Die Tomaten und den Schinken untermischen. Die Paprika aus dem Ofen nehmen, mit der Eiermasse füllen und im Backofen (Mitte) weitere 20 Minuten garen, bis das Ei gestockt ist. Die Paprikaschiffchen mit dem restlichen Schnittlauch bestreuen und servieren.

*Nährwertangaben pro Portion:*
*ca. 186 kcal, 12 g Eiweiß, 13 g Fett, 5 g Kohlenhydrate*

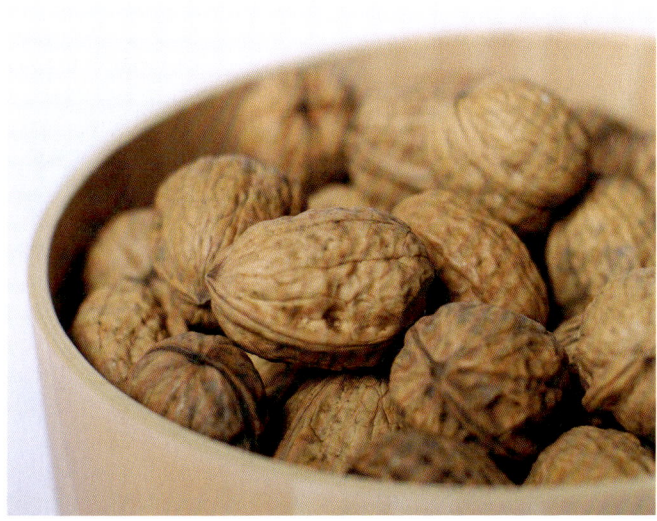

**Für 2 Portionen:**

200 g  Chicorée
1  rosa Grapefruit
1 EL  Walnusskerne
1 EL  Sherry-Essig
1 EL  Orangensaft
3 EL  saure Sahne

Nach Geschmack Salz und Pfeffer.

# Fruchtiger Chicorée-Salat

Den Chicorée waschen, halbieren, den festen Stielansatz entfernen und den Chicorée in Streifen schneiden. Die Grapefruit schälen, dabei auch die weiße Haut entfernen, und die einzelnen Fruchtsegmente aus den Trennhäutchen herausschneiden (filetieren) oder die Fruchtspalten in Würfel schneiden. Die Walnusskerne hacken.

Essig, Salz, Pfeffer und den Orangensaft verrühren und mit der sauren Sahne zu einem glatten Dressing verrühren. Chicorée, Grapefruit und die gehackten Walnüsse mischen und mit dem Dressing beträufeln.

*Nährwertangaben pro Portion:*
*ca. 182 kcal, 4 g Eiweiß, 9 g Fett, 22 g Kohlenhydrate*

*Top-LOGI-Rezept von Franca Mangiameli*

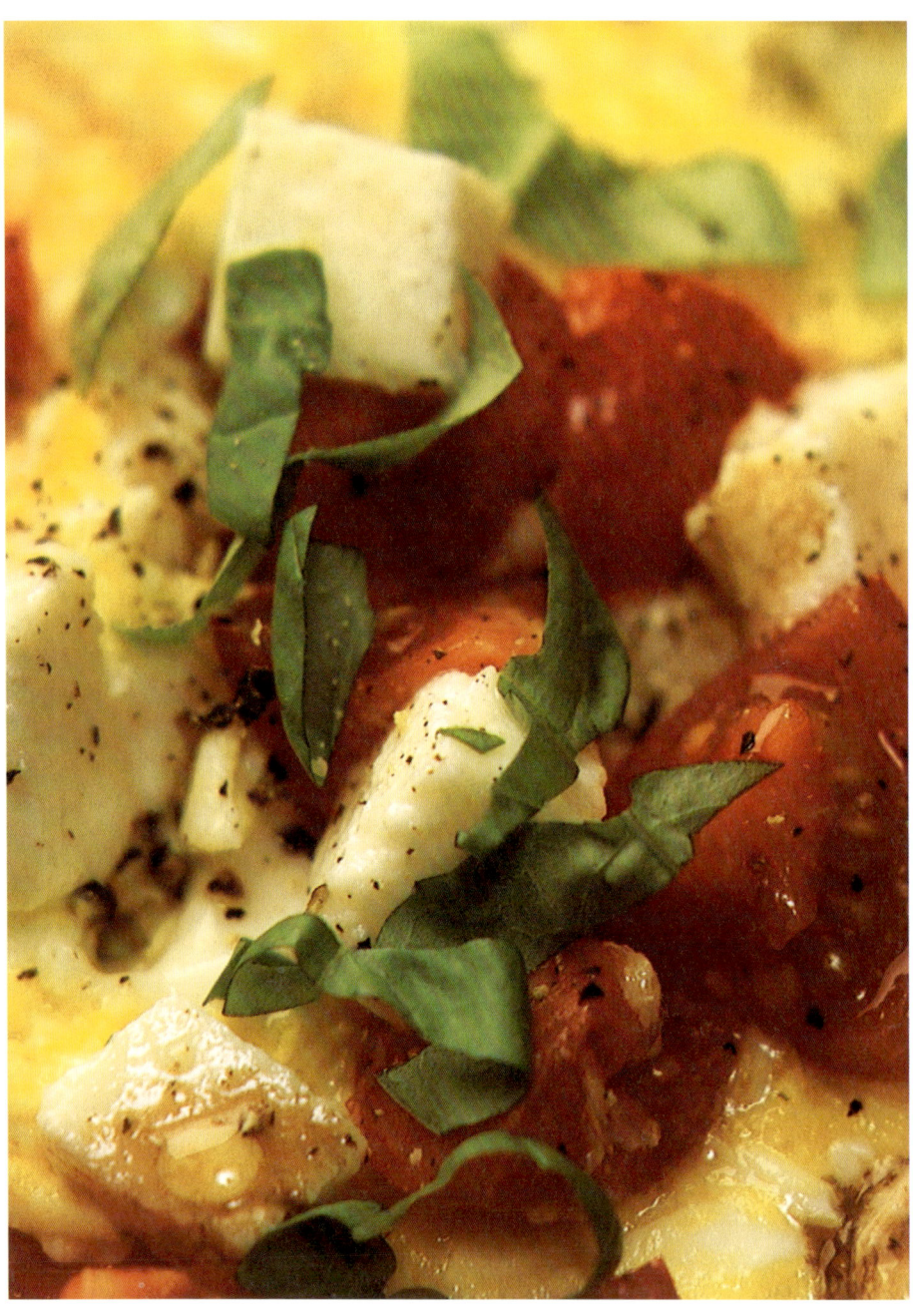

# Tomaten-Rührei mit Mozzarella

**Für 2 Portionen:**

Den Mozzarella abtropfen lassen und in kleine Würfel schneiden. Die Tomaten waschen, die Stielansätze herausschneiden. 1 Tomate fein würfeln, die übrigen Tomaten in Scheiben schneiden.

Die Eier mit 4 EL Wasser, Salz und Pfeffer verquirlen. Den Mozzarella und die Tomatenwürfel untermischen. Das Öl in einer großen Pfanne erhitzen und die Eimasse darin stocken lassen.

Vorsichtig wenden und auf beiden Seiten goldbraun braten. Das Rührei mit Schnittlauch bestreuen und mit den Tomatenscheiben anrichten. Die Vollkornbrötchen dazu essen.

150 g Mozzarella
4 mittelgroße Tomaten
4 Eier
2 kleine Vollkornbrötchen
1 EL Rapsöl
2 EL Schnittlauchröllchen

Nach Geschmack Salz, Pfeffer und Kräuter.

*Nährwertangaben pro Portion:*
*ca. 549 kcal, 34 g Eiweiß, 34 g Fett, 28 g Kohlenhydrate*

## Wintersalat mit gekeimten Linsen

**Für 2 Portionen:**

1 Kopf
Endiviensalat
100 g Feldsalat
2 hart gekochte
Eier
1 Zwiebel
2 EL Olivenöl
20 g Walnusskerne
50 g Mozzarella
1 EL Obstessig
1 TL Senf
Linsen-
keimlinge

Den Endiviensalat in breite Streifen schneiden, waschen und trocken schleudern. Den Feldsalat verlesen, waschen und trocken schleudern. Das Ei pellen und vierteln. Die Zwiebel abziehen, fein würfeln und in 1 EL erhitztem Öl glasig dünsten.

Mit Essig, Salz, Pfeffer und Essig gut verrühren, 1 EL Öl unterschlagen. Die Walnusskerne grob hacken, den Mozzarella in kleine Würfel schneiden. Die Linsenkeimlinge kalt abbrausen und gut abtropfen lassen. Die Salate mit dem Dressing gut mischen und auf zwei Schüsseln verteilen. Jeweils mit der Hälfte der Walnüsse, Mozzarellawürfel und Linsenkeimlinge bestreuen und und mit 2 Eivierteln garnieren.

*Sie können die Linsenkeimlinge aus 20 g braunen oder grünen Linsen selber ziehen. Ersatzweise Sojabohnen-keimlinge verwenden.*

*Nährwertangaben pro Portion:*
*ca. 413 kcal, 18 g Eiweiß, 35 g Fett, 7 g Kohlenhydrate*

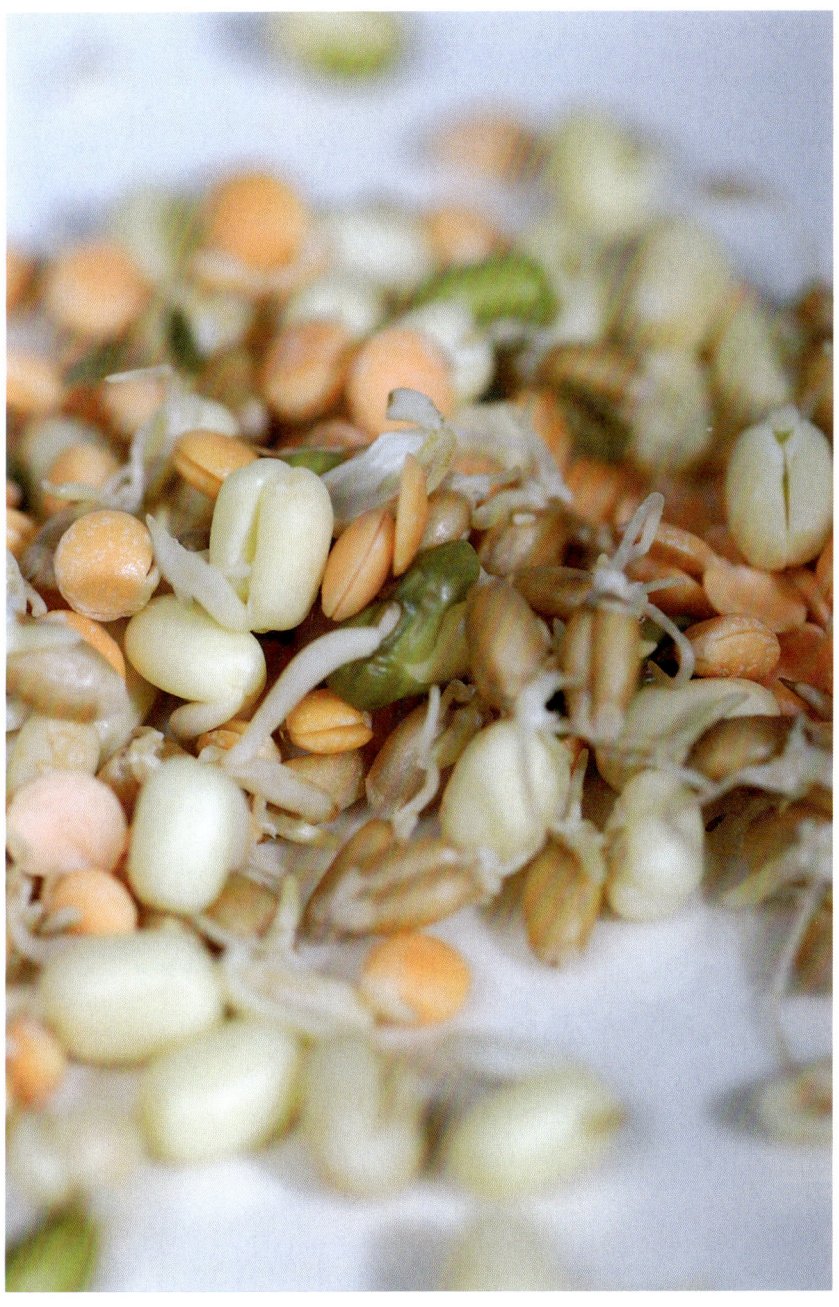

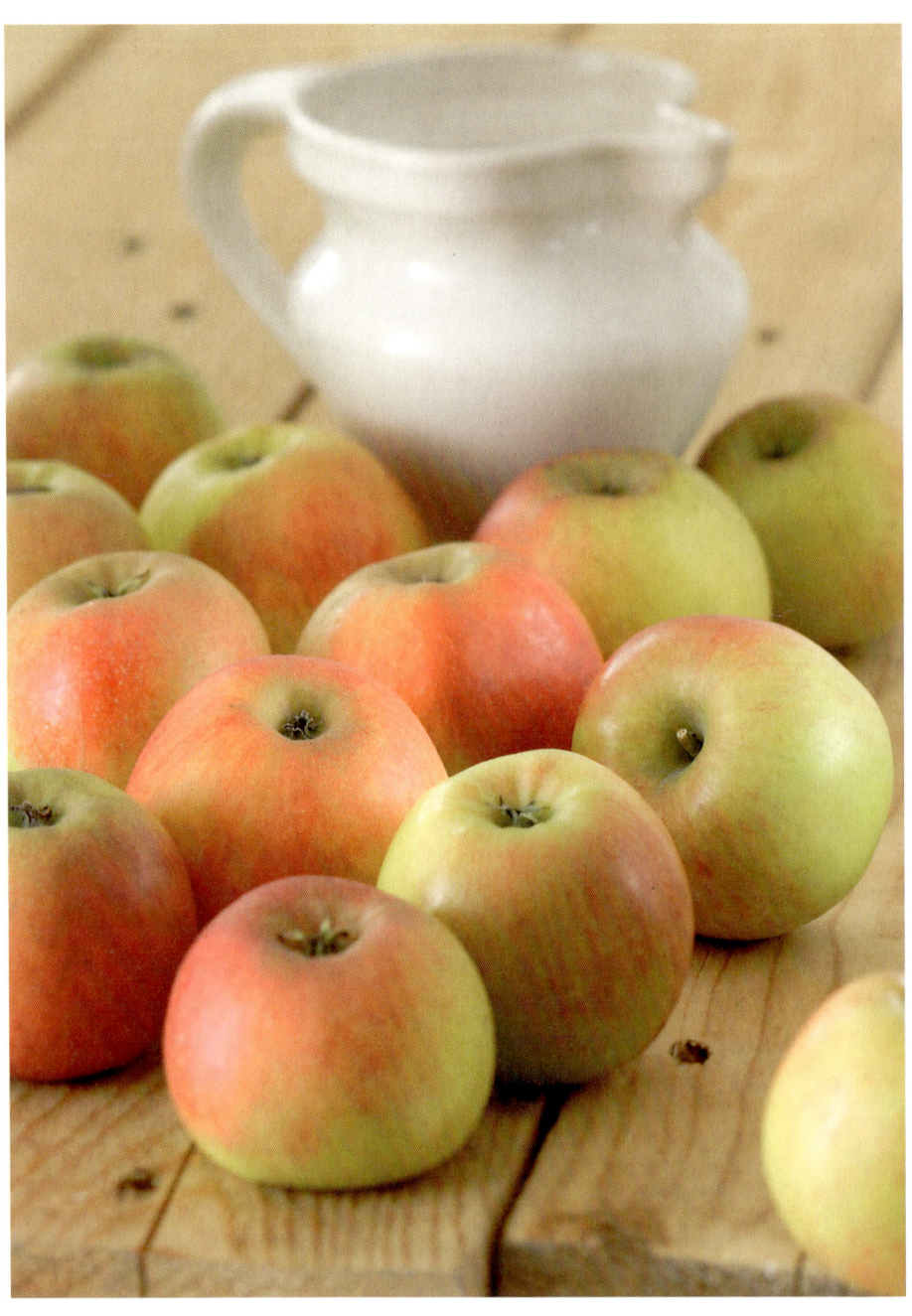

## Kohlrabi-Rösti mit Apfelkompott

Die Äpfel schälen, das Kerngehäuse herausschneiden und die Äpfel nicht zu klein würfeln. Mit wenig Wasser in einem Topf 10–15 Minuten mit geschlossenem Deckel bei mittlerer Hitze weich dünsten. Eventuell leicht zerdrücken und schließlich etwas abkühlen lassen. Die Kohlrabi schälen und grob raspeln. Den Käse fein reiben. Kohlrabi, Käse, Kräuter und das Ei in eine Schüssel geben. Mit Salz und Pfeffer würzen und mit den Semmelbrösel verkneten. In einer beschichteten Pfanne das Öl erhitzen, von der Kohlrabimasse Portionen von etwa 5 cm Durchmesser in die Pfanne geben und diese von beiden Seiten goldbraun ausbacken. Mit dem Apfelkompott servieren.

500 g Äpfel
700 g Kohlrabi
100 g Käse
   (z. B. Feta)
2 EL gehackte
   Frühlings-
   kräuter
1 großes Ei
2 EL Semmelbrösel
2 EL Rapsöl

Nach Geschmack Salz und Pfeffer.

*Nährwertangaben pro Portion:*
*ca. 607 kcal, 25 g Eiweiß, 32 g Fett, 54 g Kohlenhydrate*

## Schichtsalat

Äpfel und Möhren waschen bzw. putzen. Die Äpfel in Scheiben, das Ananasfruchtfleisch in Würfel schneiden, die Möhren grob raspeln. Den Schinken und die Eier würfeln.

Zunächst die Apfelscheiben, darauf die Ananaswürfel, dann die Möhrenraspel und schließlich den abgetropften Mais in eine Glasschale schichten. Mit Schinken und Ei bedecken.

Die Mayonnaise mit der Milch glatt rühren und über den Salat gießen. Den Schichtsalat mindestens 1–2 Stunden, noch besser über Nacht durchziehen lassen.

2 kleine Äpfel
2 Scheiben
   Ananas
   (frisch oder
   aus der Dose,
   ungezuckert)
2 Möhren
4 Scheiben
   gekochter
   Schinken
4 hart gekochte
   Eier
4 EL Maiskörner
   (Dose)
4 EL Mayonnaise
200 ml Milch

*Nährwertangaben pro Portion:*
*ca. 538 kcal, 29 g Eiweiß, 32 g Fett, 32 g Kohlenhydrate*

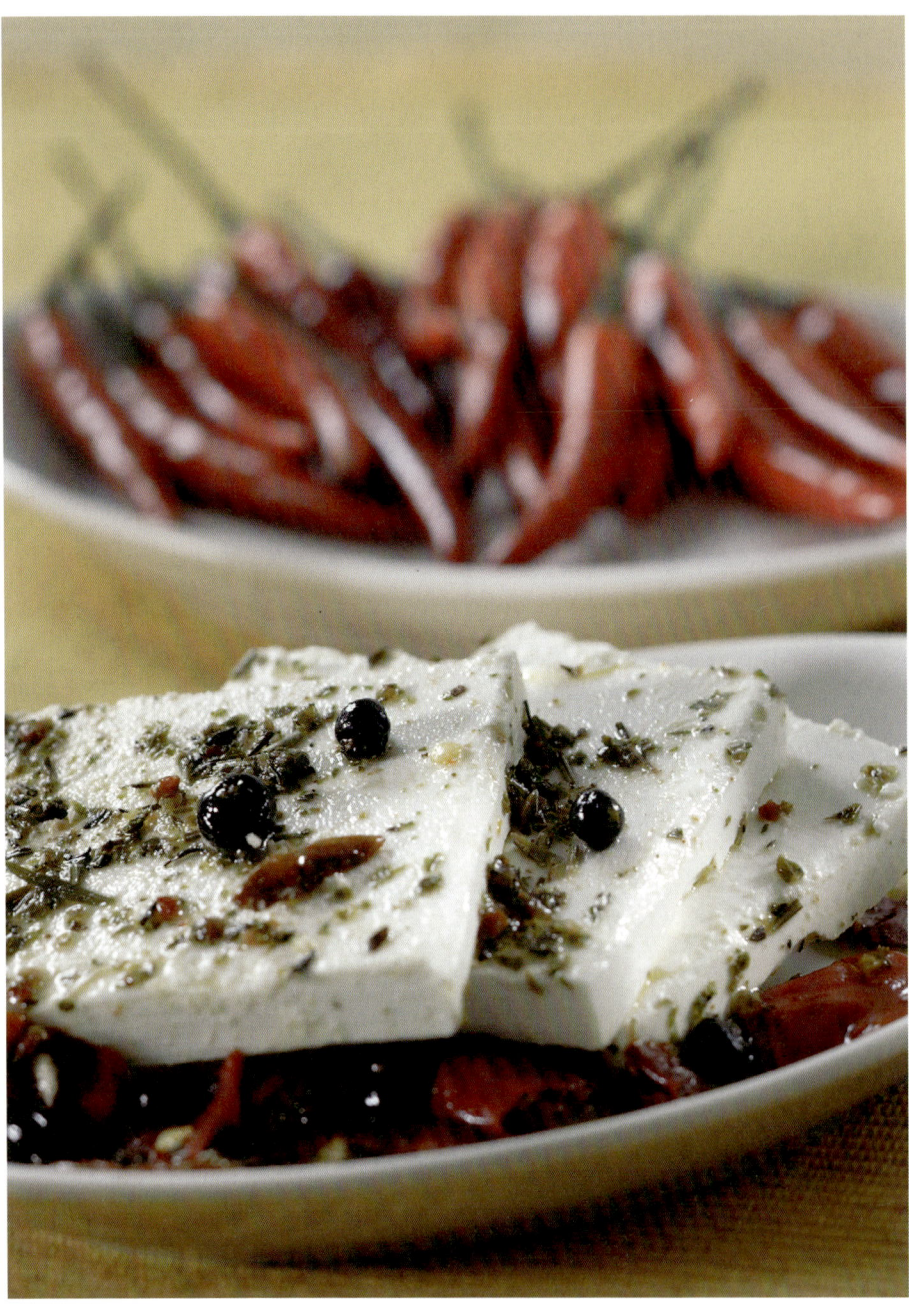

## Süß-saures Gemüse mit gebackenem Schafskäse

**Für 2 Portionen:**

Den Backofen auf 200 °C (Umluft 180 °C) vorheizen. Paprika putzen, waschen und in mundgerechte Rauten schneiden. Die Tomaten waschen, die Stielansätze herausschneiden und das Fruchtfleisch würfeln. Die Zucchini waschen, putzen, längs halbieren und in Scheiben schneiden. Die Zwiebel abziehen und fein würfeln.

Rapsöl, Olivenöl, Basilikum, Salz und Pfeffer fein pürieren. Je 200 g Feta auf ein großes Stück Alufolie legen, mit jeweils 1 TL der Basilikum-Öl-Mischung beträufeln und die Alufolie darüber verschließen. Im heißen Ofen etwa 20 Minuten backen.

In der Zwischenzeit die restliche Basilikum-Öl-Mischung in einer Pfanne erhitzen und das Gemüse darin bei mittlerer Hitze und geschlossenem Deckel 8–10 Minuten schmoren. Nach etwa 5 Minuten den Honig und den Essig unterrühren. Mit Salz und Pfeffer abschmecken und die Oliven untermischen. Auf Wunsch mit Sesam bestreuen und den gebackenen Schafkäse dazu servieren.

je 1 rote und gelbe
Paprikaschote
4 Tomaten
2 mittelgroße
Zucchini
1 große Zwiebel
1 EL Rapsöl
1 EL Olivenöl
3 EL Basilikum-
streifen
400 g Feta
1 EL Honig
2 EL Balsamico
bianco
40 g schwarze
Oliven
1 TL Sesamsaat

Nach Geschmack Salz, und Pfeffer.

*Nährwertangaben pro Portion:*
*ca. 709 kcal, 40 g Eiweiß, 53 g Fett, 17 g Kohlenhydrate*

**Für 2 Portionen:**

## Spargel-Salat mit gebratenem Tofu

800 g Spargel
(eventuell
weißen und
grünen)
2 EL Obstessig
1 TL Senf
1 TL Honig
2 EL Olivenöl
40 g getrocknete
Tomaten
8 schwarze
Oliven
500 g Tofu
1 Ei
3–4 EL Semmelbrösel
2 EL Rapsöl
2 EL fein geschnit-
tenes Basili-
kum oder Minze
2 TL geriebener
Parmesan
2 TL Kerne
(z. B. Kürbis-
kerne,
Pinienkerne)

Nach Geschmack
Zucker, Salz, Pfeffer
und Currypulver.

Den weißen Spargel vollständig, den grünen nur im unteren Drittel schälen. Holzige Enden abschneiden. In Salzwasser mit etwas Zucker grünen Spargel 8–10 Minuten, weißen Spargel in 15–20 Minuten bissfest garen. Die Spargelstangen aus dem Sud heben, abtropfen lassen und in mundgerechte Stücke schneiden.

Den Essig mit Senf, Honig, Salz und Pfeffer gut verquirlen, das Olivenöl unterschlagen. Das Dressing mit dem Spargel in einer Schüssel mischen. Die getrockneten Tomaten sowie die abgetropften Oliven würfeln. Oliven und Tomaten unter den Spargel heben. Zugedeckt an einem kühlen Ort 1–2 Stunden durchziehen lassen, dabei gelegentlich vorsichtig umrühren.

Dann den Tofu längs halbieren, in 5 x 5 cm große Stücke schneiden und mit Salz, Pfeffer und viel Currypulver auf beiden Seiten würzen. Das Ei in einen Teller aufschlagen, verquirlen und den Tofu darin wenden. Die Semmelbrösel ebenfalls in einen Teller geben und den Tofu anschließend darin wenden.

In einer Pfanne das Rapsöl erhitzen und die Tofustücke darin von beiden Seiten zart braun braten. Den Spargel-Salat mit Kräutern, geriebenem Parmesan und den Kernen bestreuen und beides auf zwei Teller anrichten.

*Nährwertangaben pro Portion:*
*ca. 820 kcal, 52 g Eiweiß, 56 g Fett, 23 g Kohlenhydrate*

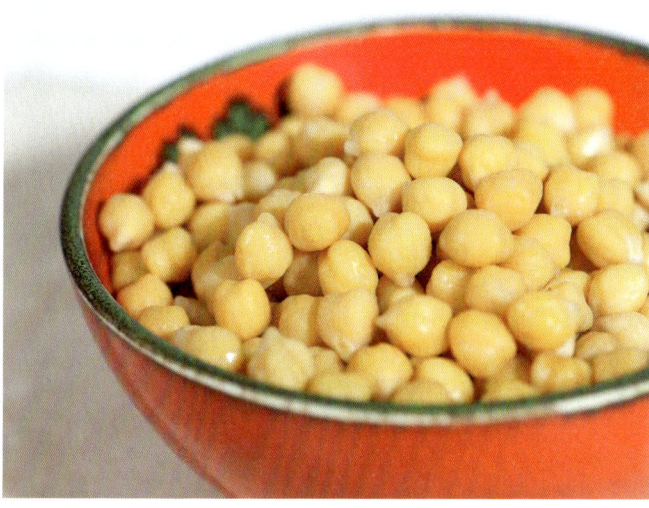

## Für 2 Portionen:

| | |
|---|---|
| 50 g | Zwiebel |
| 1 | kleine Knob-lauchzehe |
| 1 EL | Olivenöl |
| 200 g | Kichererbsen aus der Dose |
| 80 g | Stauden-sellerie |
| 250 g | Fleisch-tomaten |
| 400 ml | Gemüsebrühe |
| 150 g | Blattspinat |
| 2 | Eier |

Nach Geschmack Salz und Pfeffer.

# Spanischer Kichererbsen-Eintopf

Zwiebel und Knoblauch abziehen und fein würfeln. Die Kichererbsen in einem Sieb abtropfen lassen. Sellerie und Tomaten waschen, putzen und in Würfel schneiden.

Das Öl in einem Topf erhitzen, Zwiebel und Knoblauch darin glasig dünsten. Die Kichererbsen zufügen und 2 Minuten mitdünsten. Mit Salz und Pfeffer würzen. Sellerie und Tomaten dazugeben, alles etwa 5 Minuten köcheln lassen. Währenddessen den Blattspinat verlesen, waschen, trocken schleudern und grob hacken. In den Topf geben und den Eintopf 15 Minuten bei mittlerer Hitze köcheln lassen.

In der Zwischenzeit die Eier 10 Minuten kochen, abschrecken, pellen und hacken. Den Kichererbseneintopf mit Salz und Pfeffer kräftig abschmecken und mit Ei bestreuen.

*Nährwertangaben pro Portion:*
*ca. 361 kcal, 20 g Eiweiß, 19 g Fett, 25 g Kohlenhydrate*

*Top-LOGI-Rezept von Franca Mangiameli*

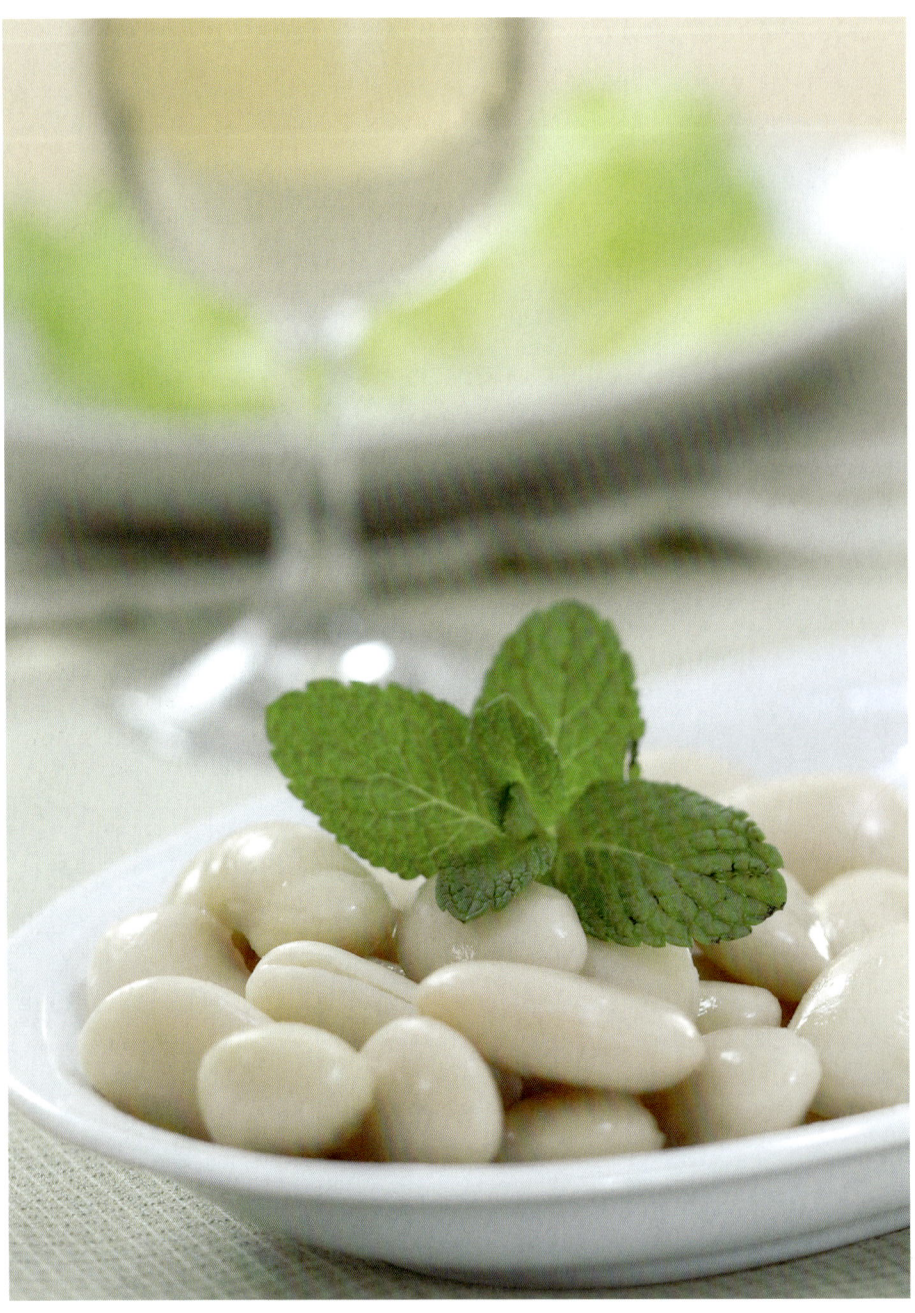

# Lamm-Eintopf

**Für 2 Portionen:**

Das Lammfleisch in mundgerechte Würfel schneiden. Die Zwiebel abziehen und in Würfel schneiden. Die Paprika waschen, putzen und in mundgerechte Stücke schneiden. Die weißen Bohnen abtropfen lassen.

Das Öl in einem Topf erhitzen. Das Lammfleisch bei starker Hitze von allen Seiten gut anbraten. Die Zwiebel hinzufügen und bräunen lassen.

Mit Salz und Pfeffer würzen. Die Tomaten hinzugeben und kurz mitbraten. Das Wasser dazugießen und alles einmal aufkochen lassen. Paprika und weiße Bohnen zugeben und den Lamm-Eintopf 20 Minuten bei schwacher Hitze zugedeckt köcheln lassen. Mit Paprika, Salz und Pfeffer abschmecken. Mit einem Klecks Sauerrahm und der gehackten Minze servieren.

*Nährwertangaben pro Portion:*
*ca. 488 kcal, 46 g Eiweiß, 21 g Fett, 28 g Kohlenhydrate*

| | |
|---|---|
| 250 g | Lammfleisch, z. B. Lamm-lachse oder Lammfilet |
| ½ | Gemüsezwiebel (etwa 70 g) |
| 1 | große gelbe Paprikaschote |
| 200 g | dicke weiße Bohnen aus der Dose |
| 400 g | stückige Tomaten aus der Dose |
| 2 EL | Olivenöl |
| 100 ml | Wasser |
| 2 TL | Sauerrahm |

Nach Geschmack frisch gehackte Minze, Salz, Pfeffer und edelsüßes Paprikapulver.

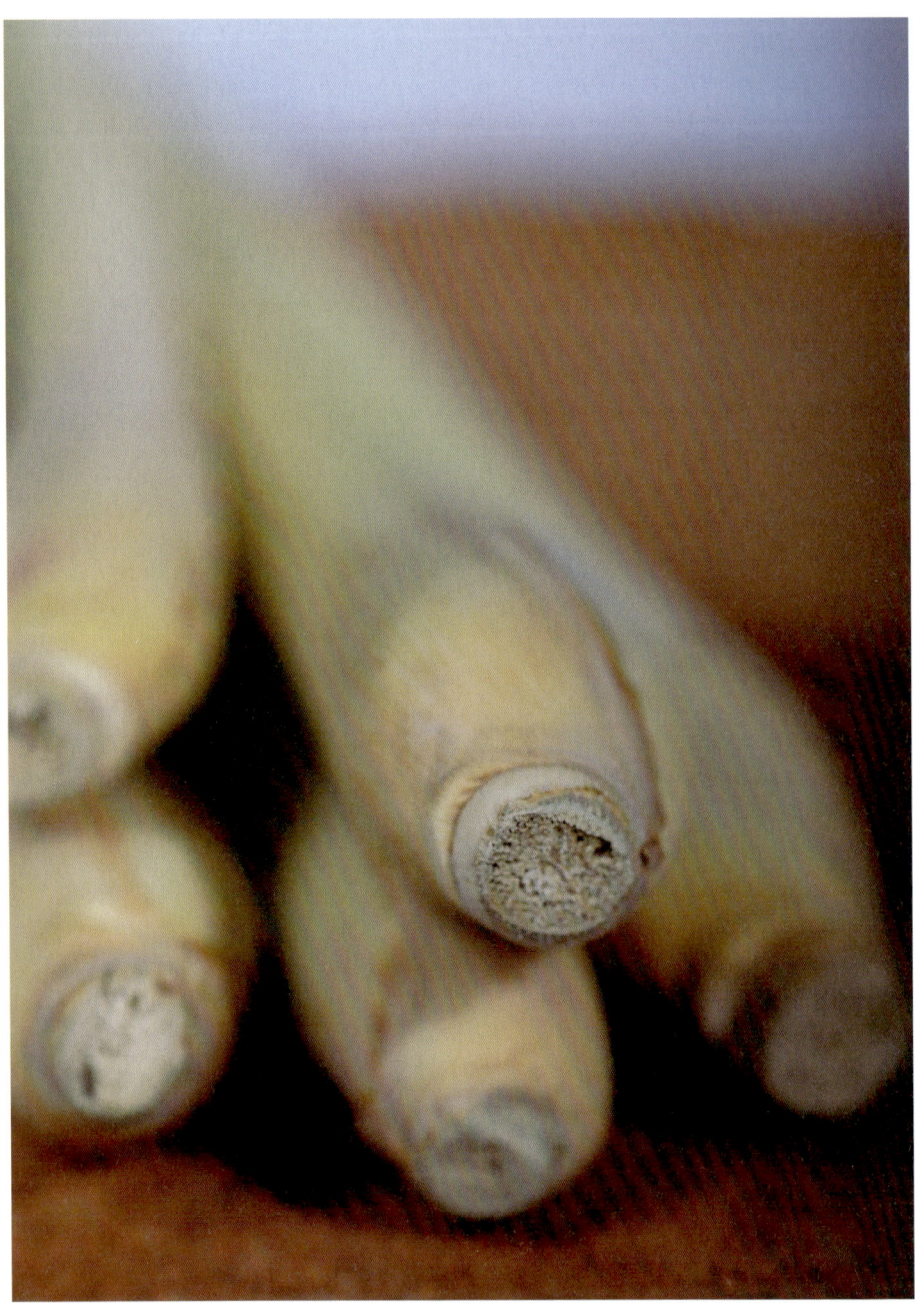

## Asiatische Hühnersuppe

Knoblauch abziehen und fein hacken. Das Zitronengras und die Möhren putzen, waschen und in ganz dünne Scheiben schneiden. Die Champignons abreiben und blättrig schneiden. Die Kaffirlimettenblätter waschen und einschneiden. Die Chilischote waschen, die Kerne entfernen und die Chili in feine Ringe schneiden (am besten mit Einmal-Handschuhen, Chilischärfe brennt höllisch).

Das Öl in einem Topf oder einer großen Pfanne erhitzen. Schalotten, Zitronengras und Ingwer darin kurz dünsten. Hühnerfond, Fischsauce, Kokosmilch, Kaffirlimettenblätter und Chili unterrühren und alles 10 Minuten leise kochen lassen. Die Möhren dazugeben und 3 Minuten mitköcheln lassen.

In der Zwischenzeit das Hähnchenbrustfilet kalt abbrausen, trocken tupfen und in mundgerechte Stücke schneiden. In die Suppe geben, diese mit Salz und Sambal oelek abschmecken und insgesamt noch 6–8 Minuten köcheln lassen. Mit frisch gehacktem Koriander bestreuen.

*Nährwertangaben pro Portion:*
*ca. 315 kcal, 25 g Eiweiß, 17 g Fett, 12 g Kohlenhydrate*

**Für 2 Portionen:**

| | |
|---|---|
| 1 | Knoblauchzehe |
| 1 | Stange Zitronengras |
| 2 | Möhren |
| 100 g | Champignons |
| 2 | Kaffirlimettenblätter |
| 1 | kleine rote Chilischote |
| 1 EL | Rapsöl |
| 1 EL | fein gehackter Ingwer |
| 400 ml | Hühnerfond |
| 3 EL | Fischsauce |
| 100 ml | ungesüßte Kokosmilch |
| 150 g | Hähnchenbrustfilet |
| 1 Msp. | Sambal oelek |
| 1 EL | frisch gehackter Koriander |

Nach Geschmack Salz und Currypulver.

**Für 2 Portionen:**

## Asia-Gemüse mit Tofu

200 g Tofu natur
60 ml Sojasauce
1 sehr kleine Knoblauchzehe
2 große Möhren
je 1 rote und gelbe Paprikaschote
1 Dose Wasserkastanien (170 g)
8 Champignons
50 g Mungbohnenkeime
1½ EL Rapsöl
20 ml trockener Sherry
40 g chinesische Glasnudeln (Rohgewicht)
20 g Cashewkern-Bruch

Nach Geschmack Salz, Pfeffer und Currypulver.

Den Tofu in 1 cm dicke Scheiben schneiden, mit der Sojasauce beträufeln und zugedeckt 3–4 Stunden, noch besser über Nacht marinieren. Anschließend abtropfen lassen, die Sojasauce auffangen.

Die Glasnudeln nach Packungsangaben etwa 10 Minuten in Wasser einweichen. Inzwischen den Knoblauch abziehen und fein hacken. Möhren und Paprika putzen, waschen und in feine Streifen schneiden. Die Wasserkastanien in einem Sieb abtropfen lassen. Die Champignons trocken abreiben, die Stiele kürzen und die Champignonköpfe blättrig schneiden. Die Keime in einem Sieb kalt abbrausen und trocken schütteln.

Das Öl in einer großen beschichteten Pfanne erhitzen, die Tofuscheiben darin kräftig anbraten, mit Sherry ablöschen. Die Tofuscheiben in eine kleine Schüssel geben und beiseite stellen.

Den Knoblauch in der Pfanne kurz anbraten, Möhren und Paprika zugeben und unter Rühren bei starker Hitze 2 Minuten braten. Wasserkastanien, Pilze und Keime sowie die aufgefangene Sojasauce zugeben und weitere 2 Minuten mitbraten. Mit Salz, Pfeffer und dem Currypulver abschmecken.

Die Glasnudeln abtropfen lassen und in den Wok geben. Gut unterrühren und noch so lange erhitzen, bis die Nudeln gar sind. Den Tofu unterheben. Mit den Cashewkernen bestreuen.

*Glasnudeln erhalten Sie in vielen Varianten in asiatischen Lebensmittelläden. Und in jedem gut sortierten Supermarkt finden Sie im Asia-Regal 100-Gramm-Packungen Glasnudeln. Lesen Sie vor der Zubereitung unbedingt die Packungsangaben: Manche Sorten müssen zunächst 20 Minuten eingeweicht und dann aufgekocht, andere direkt 2–3 Minuten gekocht werden.*

*In der Saison schmecken auch Zuckerschoten sehr gut in der Gemüsepfanne.*

*Nährwertangaben pro Portion:*
*ca. 489 kcal, 31 g Eiweiß, 27 g Fett, 27 g Kohlenhydrate*

## Weiße Bohnen mit Minze

Staudensellerie und Möhren putzen, waschen und in feine Streifen schneiden. Den Knoblauch abziehen und fein würfeln. Die Bohnen in einem Sieb abtropfen lassen. Das Öl in einer Pfanne erhitzen. Den Knoblauch darin kurz anbraten. Sellerie und Möhren zugeben und unter Rühren bei mittlerer Hitze bissfest garen. Bei Bedarf etwas Wasser zugeben. Mit Salz und Pfeffer würzen.

Die Bohnen dazugeben und noch etwa 10 Minuten köcheln lassen. Die Minze waschen, die Blättchen abzupfen und fein hacken. Unter das Bohnengemüse heben. Den Essig untermischen, das Bohnengemüse vom Herd nehmen und 5 Minuten zugedeckt ziehen lassen. Mit den Oliven garnieren.

*Nährwertangaben pro Portion:*
*ca. 335 kcal, 17 g Eiweiß, 15 g Fett, 32 g Kohlenhydrate*

200 g Stauden-
sellerie
200 g Möhren
1 kleine Knob-
lauchzehe
300 g weiße Bohnen
aus der Dose
1½ EL Olivenöl
30 g frische Minze
1 Spritzer
Weißweinessig
20 g schwarze Oliven

Nach Geschmack Salz und Pfeffer.

## Fruchtige Tomatensuppe

Die rote Paprika putzen, waschen und in Würfel schneiden. Die Schalotten abziehen und in Ringe schneiden.

Das Öl in einem Topf erhitzen. Die Schalotten darin anschwitzen. Tomaten und rote Paprika hinzufügen und 3 Minuten köcheln lassen. Das Tomatenmark einrühren. Gemüsebrühe, Orangensaft und die zerriebene Chilischote dazugeben und 10 Minuten köcheln lassen.

Währenddessen die gelbe Paprika waschen, putzen und in sehr kleine Würfel schneiden. Die Tomatensuppe pürieren und mit Koriander, Cayennepfeffer, Paprika und Salz abschmecken. Die Paprikawürfel sowie die Sahne unterrühren und alles weitere 8 Minuten bei niedriger Hitze garen. Die Suppe mit Basilikumblättchen bestreuen.

*Nährwertangaben pro Portion:*
*ca. 400 kcal, 13 g Eiweiß, 16 g Fett, 46 g Kohlenhydrate*

1 große rote
Paprikaschote
2 Schalotten
1 EL Olivenöl
400 g stückige
Tomaten aus
der Dose
500 ml Gemüsebrühe
200 ml Orangensaft
1 getrocknete
Chilischote
1 EL Tomatenmark
1 kleine gelbe
Paprikaschote
2 EL Sahne

Nach Geschmack frisches Basilikum, Korianderpulver, Cayennepfeffer, rosenscharfes Paprikapulver und Salz.

*Top-LOGI-Rezept von Franca Mangiameli (oben)*

**Für 4 Portionen:**

# Ricotta-Gnocchi mit mediterraner Sauce

300 g Ricotta (selbst zubereitet oder Fertigprodukt)

1 Ei

2 Eigelbe

50 g frisch geriebener Parmesan

30 g Weizen-vollkornmehl

20 g Weizenkleber (nach Bedarf; gibt es in Reformhaus oder Bioladen)

1 EL Olivenöl

1 Knoblauchzehe

2 EL fein gewürfelte schwarze Oliven

2 EL fein gewürfelte getrocknete Tomaten

150 g Cocktail-Tomaten

150 g geschälte Tomaten aus der Dose

1 EL frisches Basilikum in feinen Streifen

50 g Rucola

Nach Geschmack Parmesan zum Bestreuen, Salz, Pfeffer aus der Mühle und Chilipulver

Ricotta mit Ei, Eigelben, Parmesan, Mehl, Weizenkleber, Salz, Pfeffer und Muskat in einer Schüssel zu einem glatten Teig verkneten. Den Teig für 20–30 Minuten zugedeckt in den Kühlschrank stellen.

Inzwischen den Knoblauch abziehen und fein hacken. Die Cocktail-Tomaten waschen und halbieren. Das Öl in einer Pfanne erhitzen. Knoblauch, Tomatenhälften, Oliven und Tomaten darin andünsten. Die Dosen-Tomaten dazugeben und etwas einkochen lassen. Mit Salz, Pfeffer und Chilipulver abschmecken.

Während die Sauce einkocht in einem großen Topf reich-lich Salzwasser zum Kochen bringen. Den gekühlten Gnocchi-Teig mithilfe von Teelöffeln zu kleinen Kugeln formen und ins siedende Wasser geben. Nach etwa 1 Minute schwimmen die Gnocchi an die Oberfläche, von da an noch 1–2 Minuten garen. Herausheben.

Basilikum und Rucola in die Tomatensauce geben und erwär-men, nicht mehr kochen. Die Gnocchi in einen tiefen Teller geben, Tomatensauce zugeben. Wer mag, kann etwas Par-mesankäse darüber streuen.

**INFO ▪ *Eine Portion dieser Ricotta-Gnocchi mit Sauce liefert nur 11 g Kohlenhydrate. Eine vergleichbare Portion Kartoffel-Gnocchi mit derselben Sauce liefert 45 g Kohlenhydrate – die 4-fache Menge!***

*Nährwertangaben pro Portion:*
*ca. 268 kcal, 16 g Eiweiß, 18 g Fett, 11 g Kohlenhydrate*

*Top-LOGI-Rezept von Franca Mangiameli*

# Mediterranes Ofenhuhn

**Für 2 Portionen:**

Die Hähnchenbrustfilets abbrausen, trocken tupfen und längs halbieren. Die Zitrone auspressen. Den Knoblauch abziehen. Den Thymian waschen, trocken schütteln und die Blättchen abstreifen. Den Knoblauch in den Zitronensaft pressen, mit den Thymianblättchen, Salz und Pfeffer gut verrühren. 1 EL Öl untermischen und die Hähnchen darin 30 Minuten zugedeckt im Kühlschrank marinieren.

Zucchini und Paprika waschen, putzen, in mundgerechte Würfel schneiden und mit Salz und Pfeffer würzen. Die Zwiebel abziehen und in Ringe schneiden. Die Oliven entkernen und halbieren. Den Backofen auf 200 °C (Umluft 180 °C) vorheizen.

Die geschälten Tomaten abtropfen lassen, klein schneiden und mit Salz und Pfeffer abschmecken. Eine Auflaufform dünn einfetten und die Tomaten hineingeben. Die Hähnchenbrustfilets, das Gemüse, 1 Lorbeerblatt, 1 Rosmarinzweig und die Oliven darauf verteilen. Das Gemüse mit Salz und Pfeffer würzen, Geflügelfond und Weißwein angießen. Im Backofen (Mitte) 25–30 Minuten garen.

**INFO:** *Hähnchenbrustfilets bestehen aus reinem Muskelfleisch und sind sehr mager. Bei falscher Zubereitung trocknet das Fleisch schnell aus. Diese marinierten, im Ofen gegarten Hähnchenbrustfilets gelingen besonders zart und saftig.*

| | |
|---|---|
| 2 | Hähnchenbrust-filets |
| 1 | Knoblauchzehe |
| 1 | Zitrone |
| 1 | Zweig Thymian |
| 2 EL | Olivenöl und etwas Öl für die Form |
| 125 g | Zucchini |
| 200 g | gelbe Paprika-schoten |
| 1 | kleine rote Zwiebel |
| 8 | schwarze Oliven |
| 100 g | geschälte Tomaten aus der Dose |
| 1 | Zweig Rosmarin |
| 1 | Lorbeerblatt |
| 125 ml | Geflügelfond |
| 20 ml | trockener Weißwein |

Nach Geschmack Salz und Pfeffer.

*Nährwertangaben pro Portion:*
*ca. 457 kcal, 46 g Eiweiß, 22 g Fett, 17 g Kohlenhydrate*

*Top-LOGI-Rezept von Franca Mangiameli*

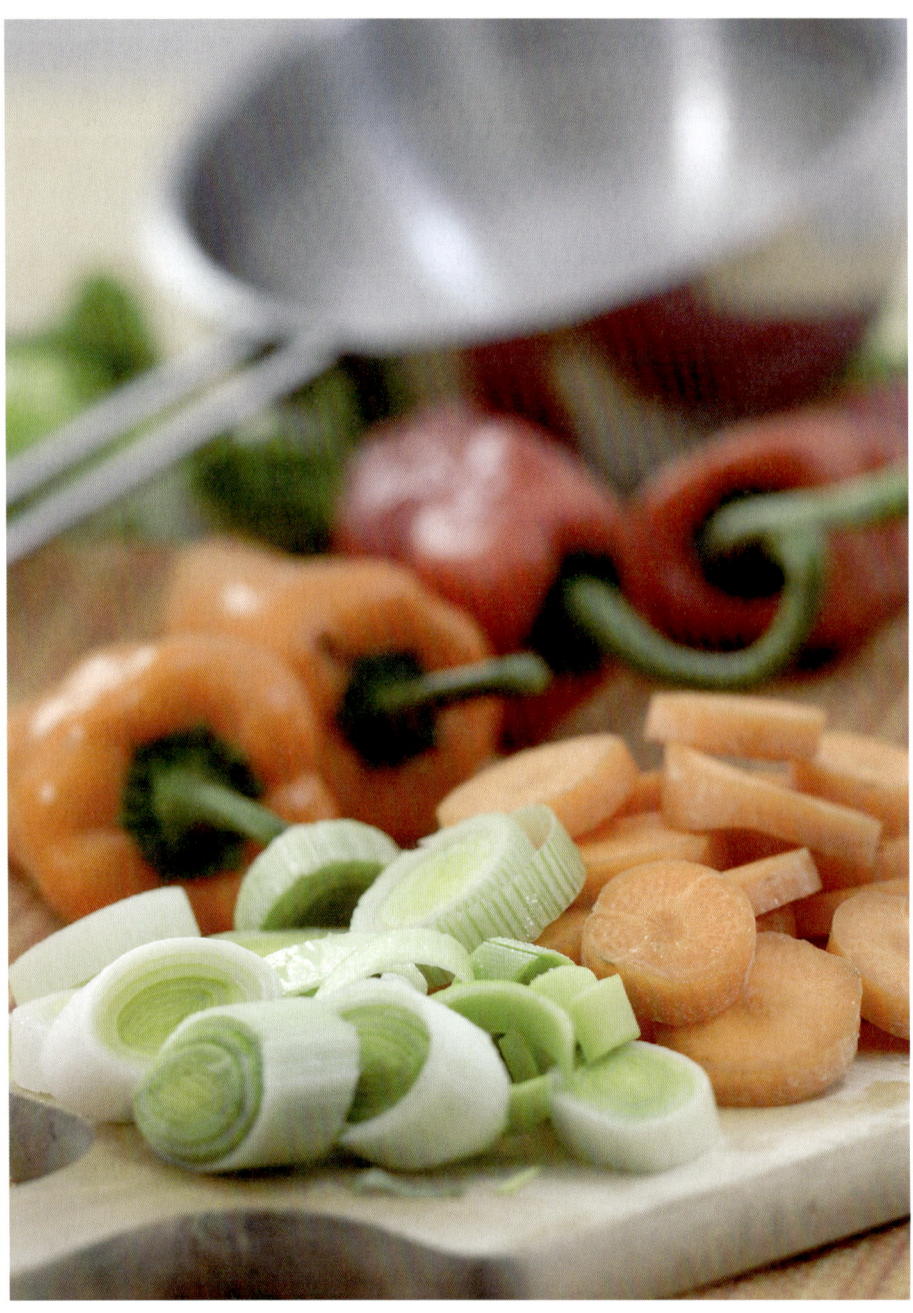

# Putenröllchen mit Julienne

**Für 2 Portionen:**

Die Putenschnitzel über Nacht bzw. mindestens 4 Stunden in Sojasauce einlegen.

Den Backofen auf 220 °C (Umluft 200 °C) vorheizen. Die Putenschnitzel mit Pfeffer würzen, mit dem Pesto bestreichen, aufrollen und im Mehl wenden. Die Röllchen eventuell mit Holzspießen feststecken. Anschließend in einem Bräter 1 EL Öl stark erhitzen und die Rouladen darin anbraten. Mit der Gemüsebrühe ablöschen und im Ofen 30 Minuten schmoren.

In der Zwischenzeit das Gemüse putzen, waschen und in ganz feine Streifen (Julienne) schneiden. 1 EL Öl in einer Pfanne erhitzen, das Gemüse darin unter Rühren 2 Minuten braten, wenig Wasser angießen und das Gemüse 8 Minuten bissfest garen. Mit Salz und Pfeffer abschmecken und zu den Putenröllchen servieren.

300 g dünne Scheiben Putenschnitzel
4 EL Sojasauce
2 TL Pesto
2 EL Weizenmehl
4 TL Olivenöl
400 ml Gemüsebrühe
800 g Gemüse (z. B. Möhren, Paprika und Lauch)

Nach Geschmack Salz, Pfeffer und Kräuter.

*Nährwertangaben pro Portion:*
*ca. 550 kcal, 56 g Eiweiß, 14 g Fett, 49 g Kohlenhydrate*

**Für 2 Portionen:**

# Putenspieße mit Salat

2 EL Sojasauce
2 EL Olivenöl
300 g Putenbrustfilet
150 g Paprika
200 g Champignons
150 g Zucchini
300 g Salat (z. B. Feldsalat oder Chinakohl)
2 EL Rapsöl
2 EL Obstessig

Nach Geschmack Salz und Pfeffer.

2–4 lange Holzspieße

Sojasauce und Olivenöl verquirlen. Die Putenbrustfilets kalt abbrausen, trocken tupfen, in mundgerechte Stücke schneiden und in einer Porzellanschüssel mit der Marinade mischen. Zugedeckt über Nacht bzw. mindestens 4 Stunden im Kühlschrank marinieren.

Paprika und Zucchini putzen, waschen und in mundgerechte Stücke schneiden. Die Pilze trocken abreiben, die Stielenden abschneiden. Pilze und die Gemüsewürfel zum Fleisch in die Marinade geben und weitere 45 Minuten im Kühlschrank marinieren. Herausnehmen und zugedeckt noch 20 Minuten ziehen lassen.

Den Backofengrill auf 200 °C vorheizen. Gemüse, Pilze und Fleisch abwechselnd aufspießen und unter dem heißen Grill etwa 15 Minuten grillen.

Inzwischen den Salat verlesen bzw. putzen, in mundgerechte Stücke schneiden oder zupfen, waschen und trocken schleudern. Essig mit Salz und Pfeffer verrühren, das Rapsöl unterschlagen und das Dressing unter den Salat mischen. Zu den Putenspießen servieren.

*Nährwertangaben pro Portion:*
*ca. 623 kcal, 44 g Eiweiß, 47 g Fett, 5 g Kohlenhydrate*

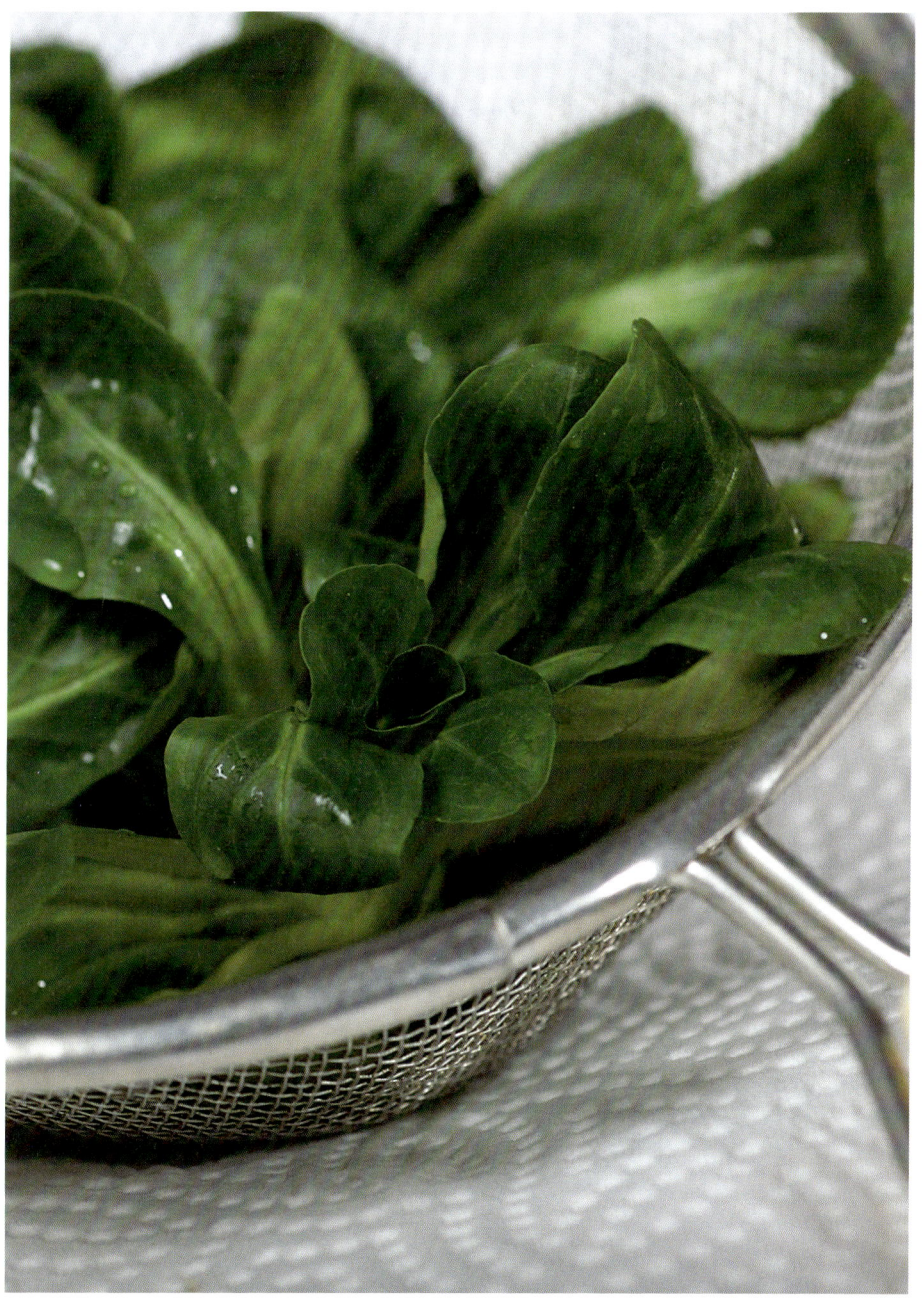

## Putengeschnetzeltes nach China-Art

**Für 2 Portionen:**

1 Knoblauchzehe
2 EL Rapsöl
600 g China-Gemüse-
mischung (TK)
40 g Mungbohnen-
sprossen
(frisch)
100 g Bambus-
schößlinge
(aus der Dose)
250 g Putenbrust-
filet
2 EL Erdnussöl
50 ml Sojasauce
1 Knoblauchzehe
125 ml Hühnerbrühe

Nach Geschmack Salz,
Pfeffer und China-
Gewürzmischung.

Die Mungbohnensprossen kalt abbrausen und gut abtropfen lassen. Die Bambusschößlinge ebenfalls in einem Sieb abtropfen lassen. Das Putenbrustfilet kalt abbrausen, trocken tupfen und in mundgerechte Streifen schneiden. Den Knoblauch abziehen und in feine Scheiben schneiden.

Das Erdnussöl in einer großen Pfanne stark erhitzen. Die Putenbruststreifen darin kräftig anbraten. Die Sojasauce zugeben, und 1–2 Minuten mitschmoren. Das Putengeschnetzelte in eine Schüssel geben und kurz beiseite stellen.

Das Rapsöl in derselben Pfanne erhitzen. Knoblauch und Chinagemüse darin 4 Minuten pfannenrühren. Die Hühnerbrühe angießen und die Putenbruststreifen hinzufügen. Alles noch 6–8 Minuten bei geschlossenem Deckel dünsten. Nicht zu weich, das Gemüse sollte noch Biss haben. Ab und zu umrühren. Anschließend mit Salz, Pfeffer und China-Gewürz abschmecken.

Die Sprossen und Bambusschößlinge unterrühren und auf der abgeschalteten Herdplatte in der geschlossenen Pfanne noch etwa 3 Minuten durchziehen lassen.

*Nährwertangaben pro Portion:*
*ca. 445 kcal, 38 g Eiweiß, 26 g Fett, 14 g Kohlenhydrate*

# Putensteak mit Gemüsespießen

**Für 2 Portionen:**

Den Maiskolben waschen. In einem Topf Salzwasser zum Kochen bringen und den Maiskolben darin etwa 30 Minuten garen. Herausnehmen, abtropfen lassen und in Scheiben schneiden.

Während der Mais gart, die Zwiebeln abziehen und vierteln. Möhren und Paprikaschoten putzen, waschen und in mundgerechte Stücke schneiden. Die Champignons trocken abreiben, die Stielenden abschneiden.

1 TL Olivenöl in einer Pfanne erhitzen, Zwiebel, Paprika und Möhren darin 6–8 Minuten braten. 1½ EL Olivenöl und die Sojasauce zu einer Marinade verrühren und das gedünstete Gemüse, den Mais sowie die Pilze darin 1–2 Stunden marinieren.

Den Backofengrill auf 200 °C vorheizen. Das Gemüse abwechselnd auf die Holzspieße stecken und unter dem Grill 15 Minuten bräunen.

Die Putensteaks kalt abbrausen, trocken tupfen. Das Rapsöl in einer Pfanne erhitzen und die Putensteaks darin von beiden Seiten je etwa 5 Minuten braten, anschließend mit Salz und Pfeffer würzen. Mit den Spießen servieren.

1 Maiskolben
200 g Zwiebeln
300 g Möhren
je 1 rote und gelbe Paprikaschote
4 Champignons
2 EL Olivenöl
2 EL Sojasauce
400 g Putensteaks
2 TL Rapsöl

Nach Geschmack Salz und Pfeffer.

4 lange Holzspieße

*Nährwertangaben pro Portion:*
*ca. 493 kcal, 55 g Eiweiß, 18 g Fett, 25 g Kohlenhydrate*

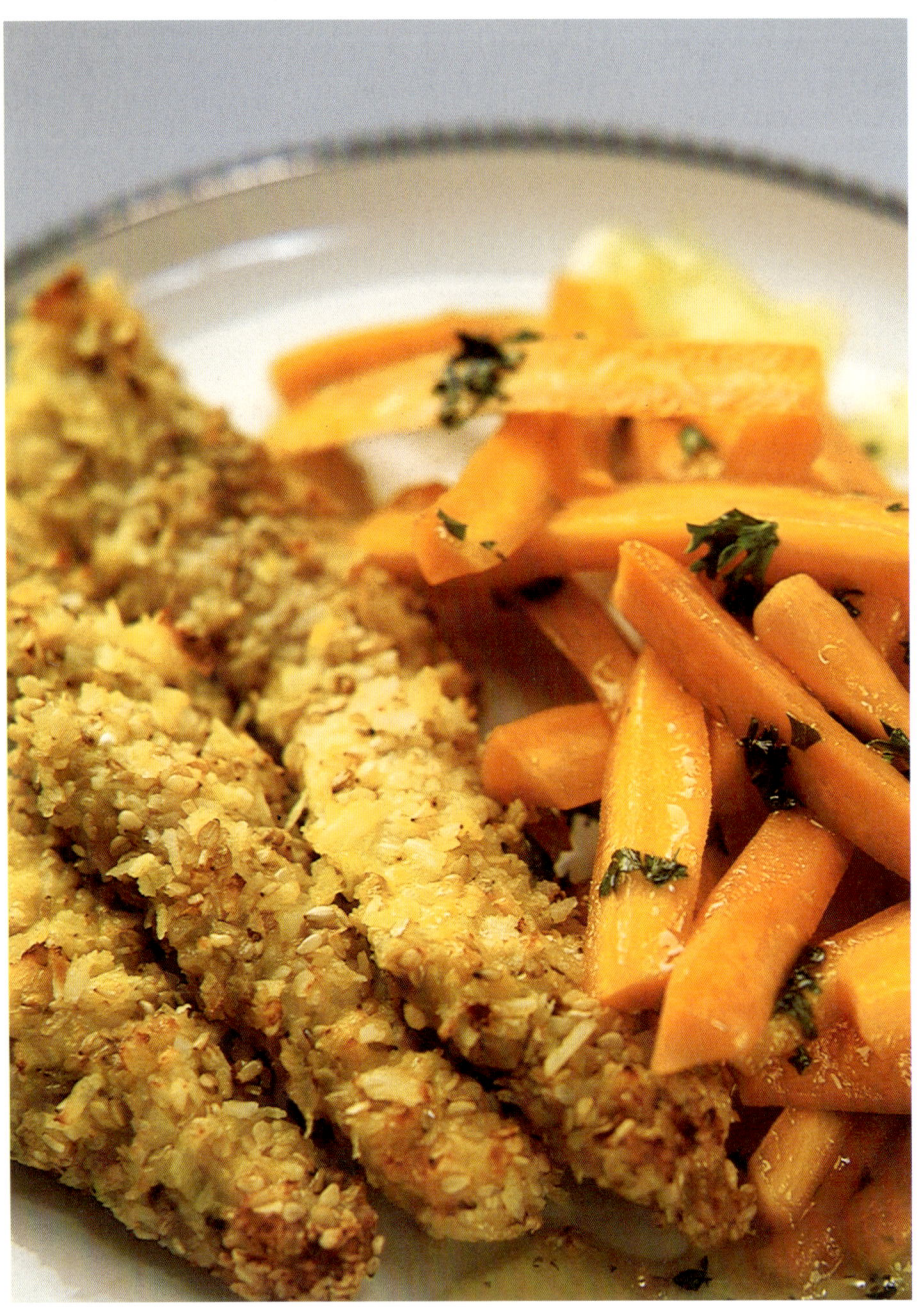

# Sesam-Hähnchen mit karamellisierten Karotten

**Für 2 Portionen:**

Joghurt, Sojasauce und Currypulver zu einer Marinade verrühren. Das Hähnchenbrustfilet kalt abbrausen, trocken tupfen und in fingerbreite Streifen schneiden. Anschließend mit
der Marinade mischen und mindestens 4 Stunden, besser über
Nacht im Kühlschrank marinieren.

30 Minuten vor der weiteren Zubereitung aus dem Kühlschrank nehmen und bei Zimmertemperatur zugedeckt stehen
lassen. Den Backofen auf 220 °C (Umluft 200 °C) vorheizen
und ein Backblech mit Backpapier belegen.

Kokosraspeln, Parmesan und Sesamsaat in einem tiefen Teller
mischen. Die Hähnchenstreifen abtropfen lassen und in der
Sesammischung wenden. Nebeneinander auf das Backpapier
legen und im vorgeheizten Ofen 20–25 Minuten – am besten
Umluft plus Grill – knusprig garen.

Währenddessen die Möhren putzen, waschen, längs vierteln
und in etwa 5 cm lange Stifte schneiden. In einer Pfanne
1 EL Öl erhitzen. Die Möhrenstifte darin 3 Minuten pfannenrühren, die Gemüsebrühe angießen und das Gemüse 8 Minuten bei schwacher Hitze schmoren. Den Deckel abnehmen
und das Gemüse weiterköcheln lassen, bis alle Flüssigkeit
verdampft ist. 1 EL Öl sowie den Honig unterrühren und die
Möhren darin wenden, bis sie rundum von einem schönen
Glanz überzogen sind. Mit der Petersilie mischen und zum
Sesamhähnchen servieren.

250 g Joghurt
2 EL Sojasauce
1 TL Currypulver
300 g Hähnchen-
brustfilet
2–3 EL Kokosraspeln
4 EL geriebener
Parmesan
2 EL Sesamsaat
250 g Möhren
200 ml Gemüsebrühe
2 EL Rapsöl
1 EL Honig
1 EL gehackte
Petersilie

Backpapier

*Nährwertangaben pro Portion:*
*ca. 533 kcal, 48 g Eiweiß, 29 g Fett, 18 g Kohlenhydrate*

## Salatvariation mit Hähnchenbrust

**Für 2 Portionen:**

1 kleiner Kopf
Lollo rosso
125 g Feldsalat
1 Mini-Gurke
1 gelbe
Paprikaschote
125 g Kirschtomaten
2 EL Weißweinessig
1 TL Senf
1 TL Meersalz
1 Msp. Pfeffer
1 TL Honig
2 EL Olivenöl
2 EL Pinienkerne
2 Hähnchen-
brustfilets
à 150 g
1 EL Rapsöl

Salate verlesen bzw. putzen und in mundgerechte Stücke zupfen, waschen und trocken schleudern. Gurke gründlich waschen und in Scheiben hobeln. Paprika putzen und waschen, in Streifen schneiden. Tomaten waschen, trocken tupfen und halbieren. Alles locker mischen oder separat gleichmäßig auf zwei Teller anrichten.

Für das Dressing Essig, Senf, Salz, Pfeffer und Honig verrühren. Das Olivenöl unterschlagen. Die Pinienkerne in einer Pfanne ohne Fett rösten bis sie duften.

Die Hähnchenbrustfilets kalt abbrausen, trocken tupfen und in fingerdicke Streifen schneiden. Das Rapsöl in einer Pfanne erhitzen, die Hähnchenstreifen rundum bei großer Hitze etwa 5 Minuten braten. Mit dem Dressing ablöschen. Die Fleischstreifen aus der Pfanne heben, das warme Dressing gleichmäßig über den Salat träufeln. Die Hähnchenbrust darauf anrichten und mit Pinienkernen bestreuen.

*Nährwertangaben pro Portion:*
*ca. 558 kcal, 44 g Eiweiß, 34 g Fett, 14 g Kohlenhydrate*

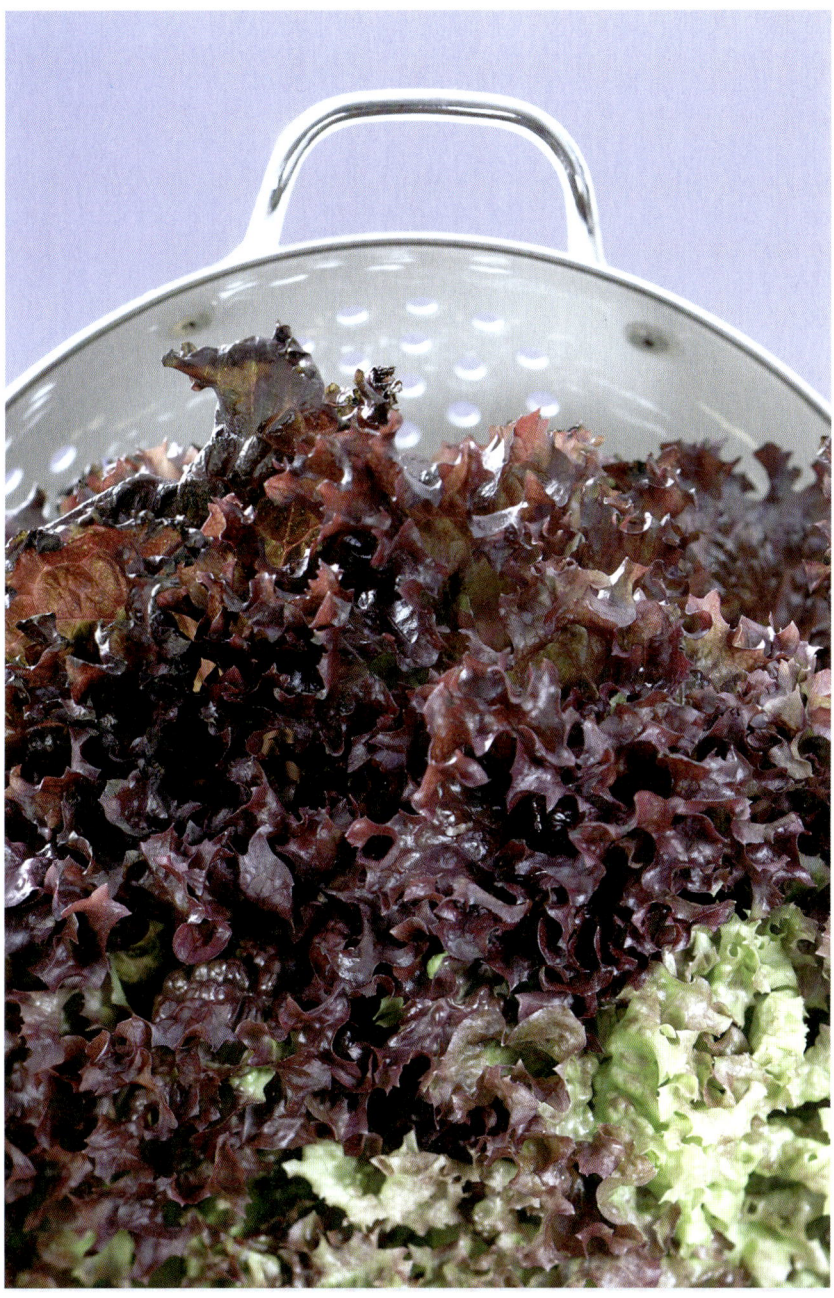

## Rote Linsen mit Hähnchen

**Für 2 Portionen:**

1 Knoblauchzehe
150 g Joghurt
3 TL Thai-Curry
1–2 TL Sojasauce
2 Hähnchen-
brustfilets
à 200 g
2 EL Rapsöl

Für das Linsengemüse:
1 Knoblauchzehe
2 kleine
Chilischoten
1 EL Rapsöl
1 TL frisch
gehackter
Ingwer
½ TL rote Currypaste
160 g rote Linsen
4 Kaffirlimetten-
blätter
200 ml Kokosmilch

Knoblauch abziehen und fein würfeln. Mit Joghurt, Thai-Curry und Sojasauce verrühren. Die Hähnchenbrustfilets kalt abbrausen, trocken tupfen, in Streifen schneiden und mit der Marinade rundum gut bestreichen. In die restliche Marinade legen und zugedeckt kalt stellen.

Die Hähnchenstreifen mindestens 1 Stunde zugedeckt im Kühlschrank marinieren. 20 Minuten vor der Weiterverarbeitung aus dem Kühlschrank nehmen.

Inzwischen den Knoblauch abziehen und fein würfeln. Chilischoten längs aufschlitzen, die Kerne herauskratzen, Chili fein hacken. Das Öl in einer großen beschichteten Pfanne erhitzen. Knoblauch und Chili darin unter Rühren 30 Sekunden braten. Zunächst Ingwer und Currypaste unterrühren, dann die Linsen hinzufügen und 30 Sekunden pfannenrühren. Mit 200 ml heißes Wasser und der Kokosmilch ablöschen. 15-20 Minuten bei schwacher Hitze und aufgelegtem Deckel garen. Ab und zu umrühren.

Inzwischen die Hähnchenstreifen im heißen Rapsöl etwa 6 Minuten rundum goldbraun braten. Die Linsen mit Salz abschmecken und dazu servieren.

*Nährwertangaben pro Portion:*
*ca. 865 kcal, 58 g Eiweiß, 43 g Fett, 48 g Kohlenhydrate*

# Hähnchenbrust mit thailändischem Gurkensalat

**Für 2 Portionen:**

Joghurt, Sojasauce, Sherry und Paprikapulver verrühren. Die Hähnchenbrustfilets kalt abbrausen, trocken tupfen und rundum mit der Marinade bestreichen. In die restliche Marinade legen und im Kühlschrank 1–2 Stunden marinieren.

Die Hähnchenbrustfilets 20 Minuten vor dem Braten aus dem Ofen nehmen. Die Gurke waschen, trocken tupfen, in kleine Würfel schneiden. Die Zwiebel abziehen und in feine Ringe schneiden.

Für das Dressing 2 EL Sojasauce, Limettensaft und Agavendicksaft gut verrühren. Die Chilischote waschen, die Kerne herauskratzen und die Chili in feine Ringe schneiden. Unter das Dressing rühren. Gurken und Zwiebel mit dem Dressing mischen und 20 Minuten durchziehen lassen.

Das Rapsöl in einer Pfanne erhitzen und das Fleisch von beiden Seiten scharf anbraten. Die Hitze reduzieren. Die Hähnchenbrust mit Sojasauce und 100 ml Wasser ablöschen und noch 4–5 Minuten auf jeder Seite garen. Mit dem Gurkensalat servieren.

*Nährwertangaben pro Portion:*
*ca. 359 kcal, 51 g Eiweiß, 8 g Fett, 14 g Kohlenhydrate*

2 EL Naturjoghurt
1 EL Sojasauce
1 TL Sherry
2 Hähnchen-
brustfilets
à 200 g
1 Salatgurke
½ kleine rote
Zwiebel
4 EL Sojasauce
2 EL frisch
gepresster
Limettensaft
1 EL Agavendicksaft
1 rote Chili-
schote
2 EL Rapsöl

Nach Geschmack Paprikapulver und schwarzer Pfeffer aus der Mühle.

## Hähnchenstreifen mit würzigem Kürbis-Püree

**Für 2 Portionen:**

800 g Hokkaido-
Kürbis
1 EL Butter
250 ml Gemüsebrühe
100 ml ungesüßte
Kokosmilch
150 ml frisch
gepresster
Orangensaft
2 Hähnchen-
brustfilets
je 1 rote und gelbe
Paprikaschote
1 Knoblauch-
zehe
½ Bund Koriander
2 EL Sojasauce
1–2 Msp. rote
Currypaste
50 ml Hühnerbrühe
2 EL Rapsöl
½ TL frisch
gehackter
Ingwer
1 EL geröstete
Sesamsaat

Nach Geschmack
Salz, weißer Pfeffer,
Chilipulver oder
Cayennepfeffer.

Den Kürbis schälen, entkernen und in kleine Würfel schneiden. In einem Topf die Butter schmelzen. Den Kürbis darin unter Rühren andünsten. Gemüsebrühe, Kokosmilch und Orangensaft dazugießen, salzen, pfeffern und den Kürbis 20 Minuten bei schwacher Hitze köcheln lassen.

Inzwischen das Hähnchenbrustfilet kalt abbrausen, trocken tupfen und in schmale Streifen schneiden. Die Paprikaschoten putzen, waschen und in Würfel schneiden. Den Knoblauch abziehen und in feine Scheibchen schneiden. Den Koriander waschen, trocken schütteln und fein hacken. Sojasauce, Currypaste und Rinderbrühe zu einer Würzsauce verrühren.

Einen Wok oder eine große Pfanne erhitzen und 1 EL Öl darin heiß werden lassen. Knoblauch und Ingwer anbraten. Die Hähnchenstreifen zufügen und 1–2 Minuten mitbraten, herausnehmen, salzen und pfeffern.

Wiederum 1 EL Öl erhitzen, die Paprikawürfel darin unter Rühren anbraten. Die Würzsauce dazugeben und 2 Minuten köcheln lassen. Das Fleisch dazugeben und 2 Minuten darin leise köcheln lassen. Die Hälfte des Korianders unterziehen.

Den Kürbis mit einem Kartoffelstampfer zu Püree zerdrücken. Den restlichen Koriander unterziehen, mit Salz und Pfeffer und vorsichtig dosiertem Chilipulver abschmecken. Das Püree mit den Hähnchenstreifen auf zwei Teller anrichten. Mit geröstetem Sesam bestreuen und servieren.

*Kürbisfleisch ist kalorienarm, enthält nur wenig Zucker und keine Säure. Beim Hokkaido-Kürbis ist es besonders reich an Ballaststoffen, Beta-Carotinoiden, B-Vitaminen und Vitamin C, Kalium, Magnesium und Eisen. Der Hokkaido gilt als der gesündeste aller Kürbissorten! Eine weitere Besonderheit ist, dass man auch die Schale mitessen kann. Für die Zubereitung dieses Pürees sollte das schön orangefarbene Fruchtfleisch allerdings geschält werden.*

*Nährwertangaben pro Portion:*
*ca. 341 kcal, 29 g Eiweiß, 16 g Fett, 19 g Kohlenhydrate*

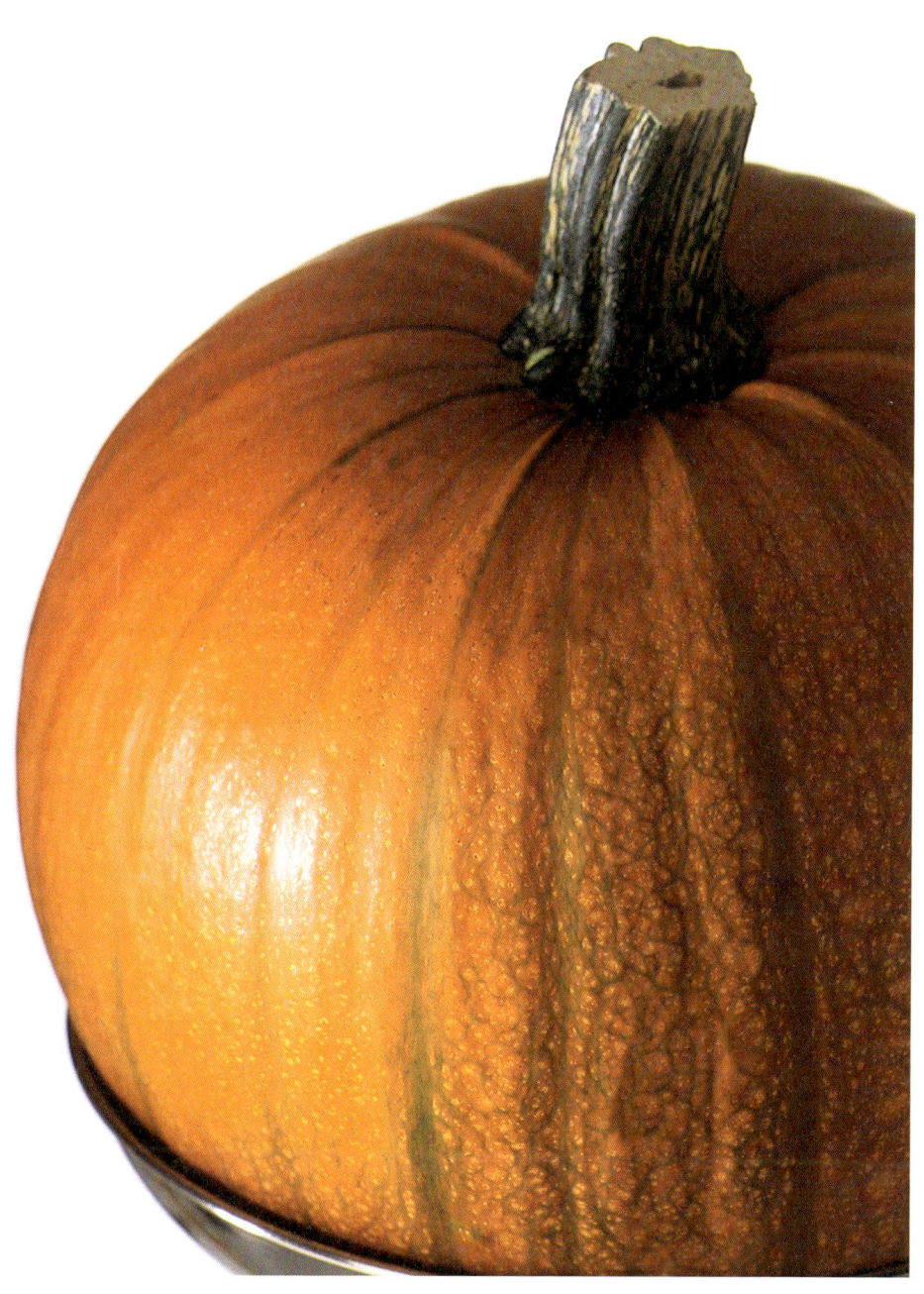

**Für 2 Portionen:**

## Hähnchenbrustfilet an Gemüse

600 g Gemüse der
Saison
(z. B. Möhren,
Paprika,
Brokkoli,
Tomaten oder
Chinakohl)
2 EL Olivenöl
100 ml Gemüsebrühe
300 g Hähnchen-
brustfilet

Nach Geschmack Salz,
Pfeffer, Paprikapulver,
oder Kräuter.

Das Gemüse putzen, waschen und in mundgerechte Stücke schneiden. 1 EL Öl in einer Pfanne erhitzen und das Gemüse darin anbraten. Die Gemüsebrühe angießen und das Gemüse bei geschlossenem Deckel bissfest schmoren.

Inzwischen das Hähnchenbrustfilet kalt abspülen und trocken tupfen. Mit Salz, Pfeffer und Paprikapulver würzen. Das Gemüse mit etwas Salz, eventuell Pfeffer und Kräutern abschmecken, in eine Schüssel geben und kurz warmstellen. Erneut 1 EL Öl in der Pfanne erhitzen und das Hähnchenbrustfilet darin von beiden Seiten knusprig braun braten. Mit dem Gemüse anrichten.

*Nährwertangaben pro Portion:*
*ca. 347 kcal, 45 g Eiweiß, 11 g Fett, 17 g Kohlenhydrate*

**Für 2 Portionen:**

## Geflügelfrikadellen mit Salat

1 Vollkorn-
brötchen
vom Vortag
80 g Champignons
300 g Geflügel-
hackfleisch
1 großes Ei
4 EL frisch gehackte
Petersilie
2 EL Rapsöl
300 g Feldsalat
2 EL Obstessig
2 EL Olivenöl

Nach Geschmack Salz,
Pfeffer und edelsüßes
Paprikapulver.

Das Brötchen 10 Minuten in Wasser einweichen und gut ausdrücken. Die Champignons trocken abreiben, die Stielenden abschneiden und die Pilze fein würfeln.

Das Geflügelhackfleisch mit dem Ei, Petersilie, den Champignons und dem ausgedrückten Brötchen gut verkneten. Mit Salz, Pfeffer und Paprikapulver abschmecken. Das Rapsöl in einer Pfanne erhitzen, aus der Hackfleischmasse Frikadellen formen und diese bei mittlerer Hitze auf beiden Seiten knusprig, braun braten.

Den Feldsalat verlesen, putzen, waschen und trocken schleudern. Essig, Salz und Pfeffer verquirlen, das Olivenöl unterschlagen und das Dressing mit dem Salat mischen. Zu den Frikadellen essen.

*Nährwertangaben pro Portion:*
*ca. 665 kcal, 52 g Eiweiß, 39 g Fett, 27 g Kohlenhydrate*

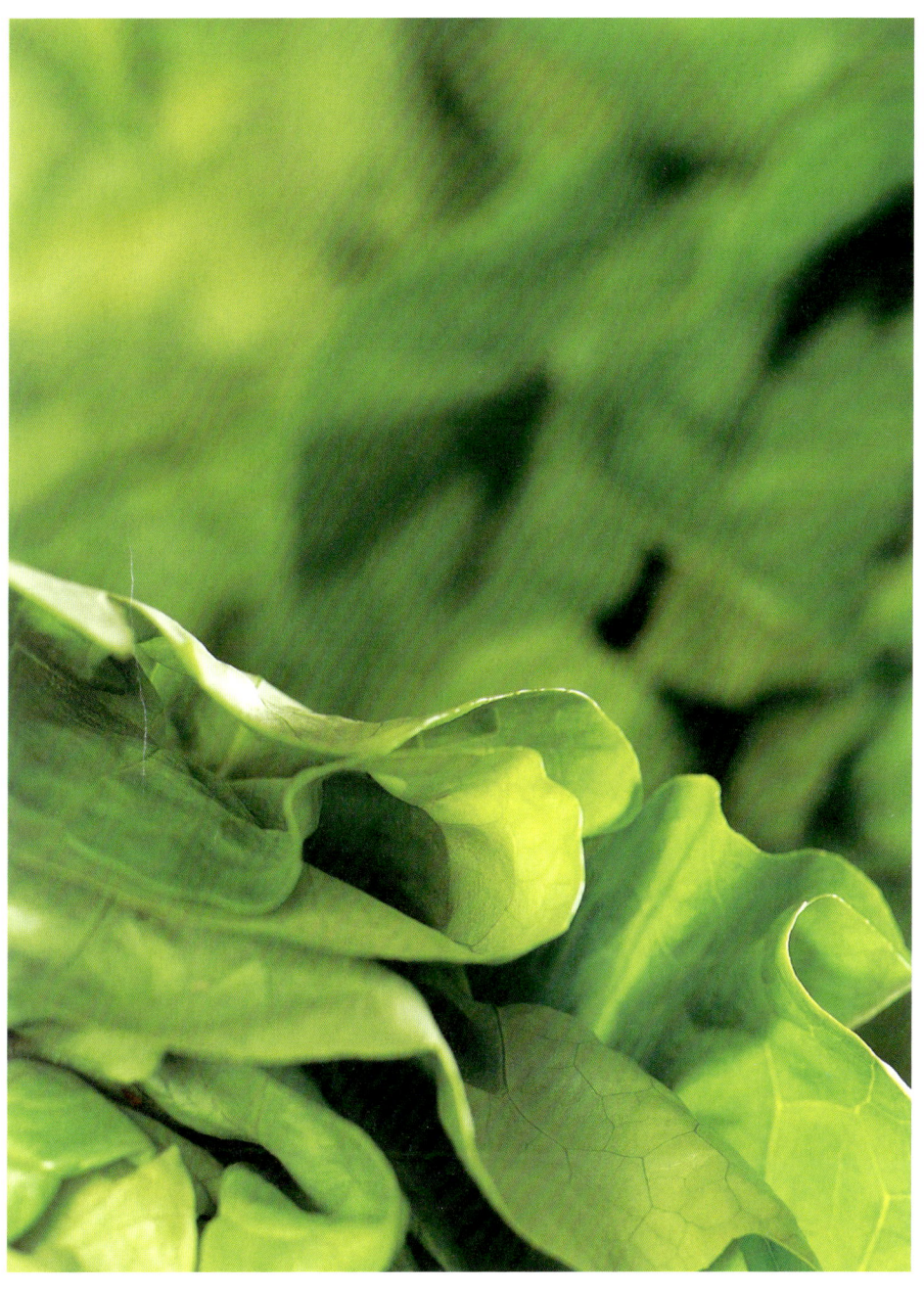

## Hähnchengeschnetzeltes

**Für 2 Portionen:**

2 Hähnchenbrust-
filets
1 gelbe
Paprikaschote
250 g Möhren
250 g Zuckerschoten
1 EL Rapsöl
1 unbehandelte
Orange
1 rote Zwiebel
1–2 Knoblauch-
zehen
50 ml Sherry
150 ml Hühnerbrühe
2 TL Butter
1 EL Sahne
1 EL Mandel-
blättchen

Nach Geschmack Salz,
Pfeffer, Rohrohrzucker.

Die Hähnchenbrustfilets abbrausen, trocken tupfen und in fingerdicke Scheiben schneiden. Von beiden Seiten salzen und pfeffern.

Paprika und Möhren putzen, waschen und in Scheiben bzw. Rauten schneiden. Die Zuckerschoten waschen. Das Rapsöl in einer Pfanne erhitzen und Möhren und Paprika darin unter Rühren 1 Minute braten, wenig Wasser zugeben und das Gemüse bei aufgelegtem Deckel 8–10 Minuten schmoren.

Inzwischen die Orange heiß waschen, die Schale abreiben und den Saft auspressen. Die Zwiebel und den Knoblauch abziehen, jeweils fein hacken. Das Öl in einer Pfanne erhitzen, Zwiebel und Knoblauch kurz anbraten. Die Fleischscheiben darin von beiden Seiten goldbraun braten. Den Sherry zugießen, den Deckel auflegen und das Fleisch schmoren lassen, bis die Flüssigkeit fast verdampft ist. Mit Hühnerbrühe und Orangensaft ablöschen. Die Sahne einrühren und das Huhn darin zugedeckt noch 6 Minuten bei mittlerer Hitze köcheln lassen.

In der Zwischenzeit die Mandelblättchen in ½ TL Butter goldbraun rösten. 1½ TL Butter erhitzen, 2 Prisen braunen Zucker einstreuen und die Zuckerschoten darin kurz schwenken. Gemüse und Hähnchengeschnetzeltes auf zwei Teller anrichten, mit der Sauce überziehen. Mit den gerösteten Mandeln bestreuen.

---

*Nährwertangaben pro Portion:*
*ca. 348 kcal, 37 g Eiweiß, 15 g Fett, 16 g Kohlenhydrate*

# Mozzarella-Hähnchentaschen

**Für 2 Portionen:**

Die Knoblauchzehe abziehen und in feine Scheiben schneiden. Mit dem Olivenöl in einem kleinen Topf erhitzen und kurz anbraten. Die Tomaten hinzufügen und 5 Minuten unter Rühren einkochen lassen. In eine weite Auflaufform geben, damit die Sauce rasch abkühlt.

Die Hähnchenbrustfilets kalt abbrausen, trocken tupfen und eine Tasche einschneiden. Die Filets innen dünn mit Pesto bestreichen. Den Mozzarella in 6 Scheiben schneiden und gleichmäßig in die beiden Hähnchentaschen verteilen. Diese zuklappen und mit dem Zahnstocher verschließen. Außen ganz leicht salzen und pfeffern.

Die Milch in einen tiefen Teller geben, Sesamsaat und Mehl in einem zweiten Teller mischen. Die Hähnchenbrustfilets zunächst in der Milch, dann in der Sesammsaat wenden. Den Sesam gut festdrücken.

Das Rapsöl in einer beschichteten Pfanne erhitzen und die Hähnchenbrustfilets darin bei mittlerer Hitze von beiden Seiten insgesamt 10–12 Minuten braten.

Währenddessen den Rucola waschen, trocken schütteln, evtl. verlesen. Gut die Hälfte in feine Streifen schneiden und unter die abgekühlte Tomatensauce rühren.

Die Mozzarella-Hähnchentaschen mit der Tomatensauce und dem restlichen Rucola servieren.

*Bio-Rucola ist in der Regel so geschmacksintensiv – leicht nussig mit »scharfem Abgang«, dass es schade wäre, das Aroma durch irgendein Salatdressing zu erschlagen. Natürlich können Sie auch eine Vinaigrette drüberträufeln und etwas Parmesan darüber hobeln.*

- 1 Knoblauchzehe
- 400 g stückige Tomaten aus der Dose
- 1 Bund Bio-Rucola
- 2 EL Olivenöl
- 2 Hähnchenbrustfilets à 150 g
- 1 TL Basilikum-Pesto
- 80 g Büffel-Mozzarella
- 4 EL Milch oder Sahne
- 2 EL Sesamsaat
- 1 EL Mehl
- 2 EL Rapsöl

2 Zahnstocher

Nach Geschmack Salz, Pfeffer, frisches Basilikum.

---

*Nährwertangaben pro Portion:*
*ca. 623 kcal, 35 g Eiweiß, 39 g Fett, 7 g Kohlenhydrate*

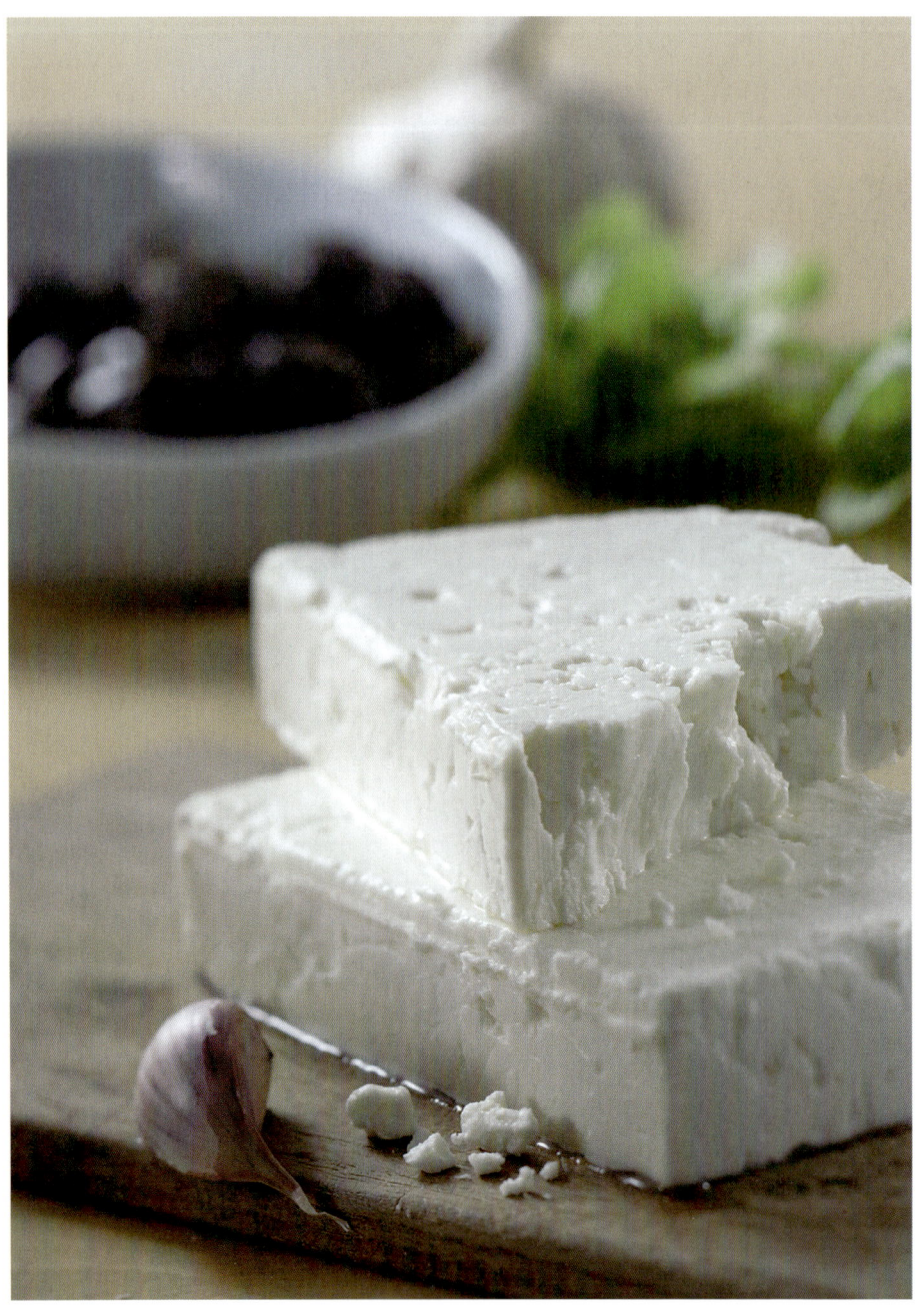

# Rosmarin-Hähnchen mit Feta-Dip

**Für 2 Portionen:**

Das Hähnchenbrustfilet abbrausen, trocken tupfen und in Würfel schneiden. Den Knoblauch abziehen und durch die Presse in eine Schüssel drücken. Mit Weißwein, 1 EL Olivenöl, dem Oregano und etwas frischem Rosmarin verrühren. Das Fleisch gut mit der Marinade mischen und 1 Stunde zugedeckt kalt stellen.

Den Backofen auf 200 °C (Umluft 180 °C) vorheizen. Joghurt und Fetawürfel miteinander pürieren. Mit etwas Paprikapulver abschmecken und kalt stellen.

Zucchini und Möhren putzen, waschen und in feine Scheiben schneiden. Das Olivenöl in einer beschichteten Pfanne erhitzen und das Gemüse darin 3–5 Minuten pfannenrühren. Es sollte angenehm weich, aber doch noch knackig sein. Das Gemüse aus der Pfanne heben, in eine Schüssel geben, salzen und pfeffern. Im Gemüsefett den Essig und 2 Zweige Rosmarin aufkochen und 5 Minuten leise köcheln lassen. Die Rosmarinzweige entfernen und den Sud über das Gemüse gießen.

Während das Gemüse etwas durchzieht, das Rapsöl in einer Pfanne erhitzen. Die Hähnchenwürfel darin rundherum goldbraun braten. Mit dem Feta-Dip und dem Rosmarin-Gemüse servieren.

| | |
|---|---|
| 300 g | Hähnchenbrustfilet |
| 2 | Knoblauchzehen |
| 4 EL | Weißwein |
| 1 EL | Olivenöl |
| 1 TL | getrockneter Oregano |
| 125 g | Kirschtomaten |
| 250 g | Halbfett-Joghurt |
| 50 g | Fetawürfel |
| 2 | kleine Zucchini |
| 3 | Möhren |
| 1–2 EL | Olivenöl |
| 4 EL | Weißweinessig |
| 1 EL | Rapsöl |

Nach Geschmack Salz und Pfeffer, frischer Rosmarin, Paprika rosenscharf.

*Nährwertangaben pro Portion:*
*ca. 580 kcal, 49 g Eiweiß, 28 g Fett, 26 g Kohlenhydrate*

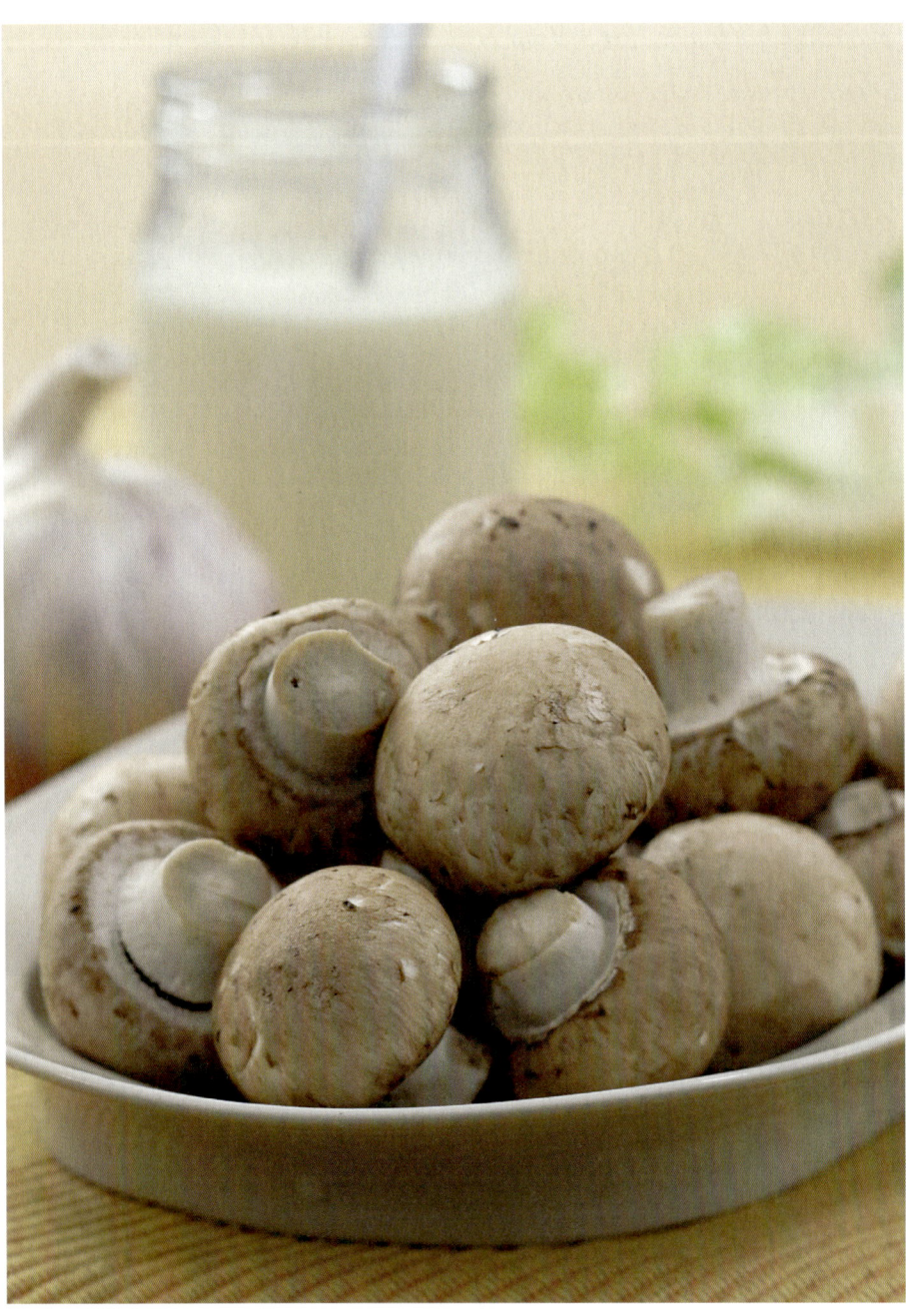

# Grillspießchen mit Knoblauchrahm

**Für 2 Portionen:**

Das Filet in fingerdicke Scheiben schneiden. Jeweils rundum mit Olivenöl bestreichen und 3–4 Stunden im Kühlschrank marinieren. Die Holzspieße wässern.

Die Salatgurke waschen, in hauchdünne Scheiben hobeln und die Flüssigkeit ausdrücken. Den Knoblauch abziehen, sehr fein hacken und mit Joghurt, Sauerrahm, Salz und Pfeffer verrühren. Die Gurkenscheiben untermischen, zugedeckt durchziehen lassen.

Tomaten und Paprika putzen, waschen und die Paprika in mundgerechte Rauten schneiden. Die Champignons trocken abreiben, die Stielenden abschneiden, große Pilze halbieren. Die Frühlingszwiebeln putzen, waschen und in etwa 3 cm lange Stücke schneiden.

Das Fleisch aus der Marinade heben bzw. diese etwas abtropfen lassen, das Öl aber auffangen. Die Spieße im Wechsel mit Fleisch und Gemüse bestücken. Mit der Olivenölmarinade bepinseln. Auf dem Grill oder unter dem Backofengrill 6–8 Minuten von beiden Seiten grillen.

300 g Lammfilet
3 EL Olivenöl
200 g Salatgurke
1 sehr kleine Knoblauchzehe
150 g Naturjoghurt
50 g Sauerrahm
125 g Cocktail-Tomaten
1 rote oder gelbe Paprikaschote
125 g Champignons
1–2 Frühlings-zwiebeln

Nach Geschmack Salz und Pfeffer.

4 Holzspieße

*Nährwertangaben pro Portion:*
*ca. 445 kcal, 45 g Eiweiß, 23 g Fett, 12 g Kohlenhydrate*

**Für 4 Portionen:**

## Exotische Kalbsröllchen

600 g Kalbsschnitzel
4 Schalotten
1 Knoblauchzehe
1 Mango
1 Papaya
4 Kumquats
1 Chilischote
1 TL frisch
geriebener
Ingwer
500 ml brauner
Kalbsfond
500 ml Portwein
3 EL Butter

Etwas Johannis-
brotkern- oder
Guarkernmehl zum
Binden.

Nach Geschmack Salz
und schwarzer Pfeffer
aus der Mühle.

Zahnstocher,
Küchengarn oder
Rouladenklammern.

Die Kalbsschnitzel behutsam flach klopfen. Beidseitig mit Salz und Pfeffer würzen. Für die Füllung Schalotten und Knoblauch abziehen und fein hacken. Die Kumquats heiß waschen und mit der Schale in feine Scheiben schneiden. Die Mango und die Papaya schälen, das Fruchtfleisch vom Kern schneiden und würfeln. Die Chilischote waschen, entkernen und in feine Ringe schneiden.

1 EL Butter erhitzen. Die Hälfte der Schalotten und den Knoblauch darin anschwitzen. Kumquats und jeweils die Hälfte der Mango- und Papayawürfel in der Schalottenbutter kräftig anbraten. Chili und Ingwer zu den Früchten geben, mit 125 ml Kalbsfond ablöschen. 10 Minuten offen einkochen lassen. Den Backofen auf 50 °C vorheizen.

Den Schalotten-Früchte-Mix mit Salz und Pfeffer abschmecken. Diese Füllung gleichmäßig auf den Kalbsschnitzeln verteilen. Das Fleisch aufrollen und mit Zahnstochern feststecken oder mit Küchengarn festbinden. Die Röllchen in einem Bräter in 2 EL heißer Butter rundherum 8 Minuten scharf anbraten. Die restlichen Schalotten zugeben und sobald diese sich braun färben, den restlichen Kalbsfond angießen. Die Rouladen bei schwacher Hitze 40 Minuten schmoren.

Die Rouladen auf einer feuerfesten Platte anrichten und im abgeschalteten Ofen warm stellen. Zum Bratenfond im Bräter die restlichen Mango- und Papayawürfel geben, mit Portwein auffüllen und 2–3 Minuten unter Rühren kochen lassen. Mit Johannisbrotkern- oder Guarkernmehl leicht binden, mit Salz und Pfeffer abschmecken. Die Sauce zu den Kalbsröllchen servieren.

*Nährwertangaben pro Portion:*
*ca. 448 kcal, 51 g Eiweiß, 22 g Fett, 32 g Kohlenhydrate*

# Rindersteaks mit Kichererbsen-Salat

**Für 2 Portionen:**

Die Kichererbsen in ein Sieb abgießen und gut abtropfen lassen. Das Gemüse putzen und waschen. Die weißen und hellgrünen Teile der Frühlingszwiebel in Ringe, Paprika in Würfel und den Staudensellerie in Scheiben schneiden. Gemüse und Kichererbsen in einer Schüssel mischen.

Den Feta in Würfel schneiden und ebenfalls untermischen. Essig mit 1 EL Wasser, Salz, Pfeffer und knapp 1 TL Agavendicksaft gut verrühren. Das Olivenöl unterschlagen und das Dressing unter den Salat mischen.

Die Steaks mit Küchentuch abtupfen. Das Rapsöl in einer Pfanne erhitzen. Die Steaks darin von jeder Seite 2 Minuten bei starker Hitze anbraten. Bei reduzierter Hitze von beiden Seiten 2–4 Minuten fertig braten. Die Steaks in Alufolie wickeln und 5 Minuten ruhen lassen.

Den Salat noch einmal durchmischen und zu den Steaks servieren.

*Nährwertangaben pro Portion:*
*ca. 568 kcal, 53 g Eiweiß, 28 g Fett, 27 g Kohlenhydrate*

1 Dose Kichererbsen (240 g Abtropfgewicht)
2 Frühlingszwiebeln
1 rote Paprikaschote
1 gelbe Paprikaschote
1 Stange Staudensellerie
75 g Feta
2 EL Weißweinessig
1 -2 EL Olivenöl
2 Rindersteaks à 200 g
1 EL Rapsöl
1 EL Sojasauce

Nach Geschmack Agavendicksaft, Salz, schwarzer Pfeffer aus der Mühle.

**Für 2 Portionen:**

# Ofengemüse mit Rinderfilet

600 g Gemüse (z. B.
Brokkoli,
Möhren,
Blumenkohl,
Chinakohl,
Paprika)
1 Kartoffel
2 EL Olivenöl
100 g Käse
(z. B. Feta,
Mozzarella)
2 Rinderfilets à
150 g
1 EL Rapsöl

Nach Geschmack Salz,
Pfeffer, Kräuter und
etwas Butter für die
Form.

Den Backofen auf 190 °C (Umluft 175 °C) vorheizen. Das Gemüse putzen, waschen und in mundgerechte Stücke schneiden. Die Kartoffel schälen, quer halbieren und die beiden Hälften vierteln. Das Gemüse mischen, mit Salz und Pfeffer würzen und mit dem Olivenöl beträufeln. In eine dünn mit Butter eingefettete Auflaufform oder auf ein Backblech geben und im heißen Ofen etwa 10 Minuten garen.

Inzwischen den Käse abtropfen lassen und fein würfeln. Über das Gemüse streuen und alles weitere 10 Minuten im Ofen bräunen.

Währenddessen die Rinderfilets kalt abbrausen, trocken tupfen. In einer beschichteten Pfanne das Rapsöl gut erhitzen, die Filets darin von beiden Seiten je 3–4 Minuten braten. Anschließend mit Salz und Pfeffer würzen.

Das Ofengemüse mit frisch gehackten Kräutern bestreuen und zum Fleisch servieren.

*Nährwertangaben pro Portion:*
*ca. 582 kcal, 47 g Eiweiß, 36 g Fett, 17 g Kohlenhydrate*

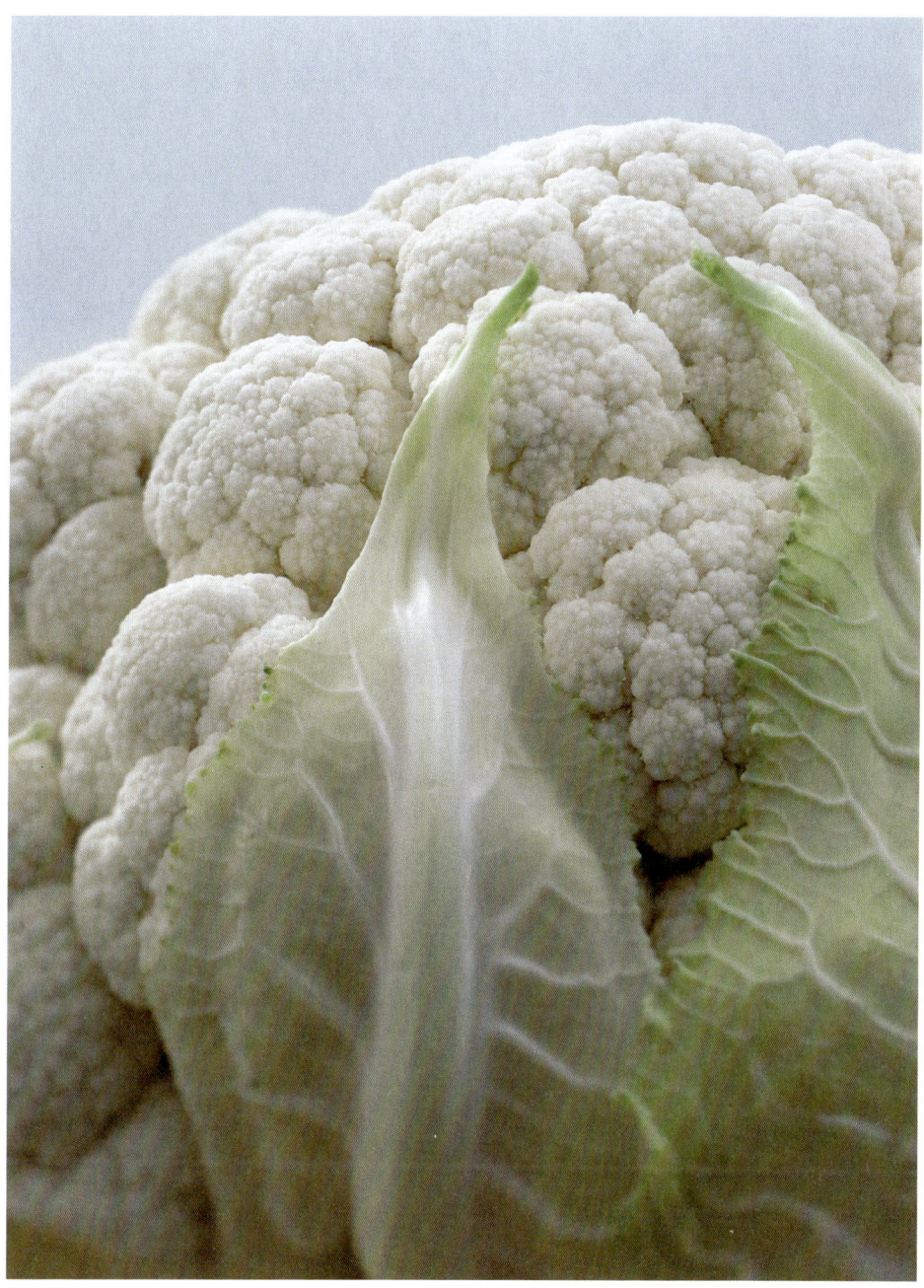

**Für 2 Portionen:**

## Hasenfilet mit Möhren-Fettuccine

300 g Hasenrücken-
filet
50 g Schinkenspeck
in dünnen
Scheiben
200 g Tomaten
150 g Champignons
60 g Sahne
150 g Zucchini
30 g Nudeln,
z. B. Fettuccine
(Rohgewicht)
1 TL Butter
½ Schalotte
2 EL Aceto
Balsamico
1–2 EL Walnussöl
150 g Feldsalat

Nach Geschmack Salz,
Pfeffer und Kräuter der
Provence und etwas
Butter für die Form.

Das Hasenfilet in fingerdicke Scheiben schneiden. Jeweils
1 Scheibe Schinken mit einem Zahnstocher um die Filetstücke
wickeln und feststecken.

Die Tomaten waschen, den Stielansatz herausschneiden und
die Tomaten fein würfeln. Die Champignons trocken abreiben,
die Stielenden abschneiden und die Köpfe blättrig schneiden.
Den Backofen auf 200 °C (Umluft 180 °C) vorheizen.

Eine Auflaufform dünn einfetten. Medaillons und Pilze hineingeben. Die Sahne aufschlagen, die Tomatenwürfel unterziehen. Herzhaft mit Salz, Pfeffer und Kräutern der Provence
abschmecken. Die Tomatensahne über Fleisch und Pilze verstreichen und im Backofen (Mitte) 30 Minuten backen.

Die Möhre waschen und mit einem Spargelschäler längs in
dünne Streifen schneiden. Die Fettuccine und die Möhren-
streifen in Salzwasser bissfest garen. Die Möhren-Fettuccine
in ein Sieb abgießen, abtropfen lassen und in eine Schüssel
geben. Mit der Butter verfeinern.

Für das Salatdressing die Schalotte abziehen und in ganz
feine Würfel schneiden. Essig, Salz und Pfeffer sowie die
Schalottenwürfel gut verrühren, das Walnussöl unterschlagen.
Den Feldsalat verlesen, waschen, tocken schleudern und in
einer Schüssel mit dem Dressing mischen.

Die Hasenmedaillons mit den Möhren-Fettuccine anrichten
und mit dem Salat servieren.

*Vollkorn-Fettuccine oder auch -Tagliatelle oder -Spaghetti
wären noch besser: Sie haben eine niedrigere glykämische
Last, sind ballaststoff- und mineralstoffreicher als andere
Teigwaren.*

*Nährwertangaben pro Portion:*
*ca. 496 kcal, 47 g Eiweiß, 25 g Fett, 20 g Kohlenhydrate*

# Rehrückenfilet mit Rotkohl und Maronen

Den Rehrücken abbrausen, trocken tupfen und mit frisch gemahlenem schwarzen Pfeffer einreiben. 2 EL Öl in einem Bräter erhitzen, den Rehrücken darin rundum in etwa 6 Minuten anbraten. Mit Sojasauce ablöschen. Den Rehrücken im Ofen 1 Stunde und 45 Minuten schmoren.

Nach einer Stunde beginnen, den Rotkohl zuzubereiten. Die äußeren Blätter vom Rotkohl entfernen, diesen vierteln und den Strunk entfernen. Den Kohl in sehr feine Streifen schneiden oder in der Küchenmaschine fein hobeln. Zwiebel abziehen und fein hacken. Ingwer schälen und fein reiben. Den Backofen vorheizen. 2 EL Öl in einem großen Topf erhitzen, Zwiebel, Ingwer und Rotkohl darin unter Rühren kurz anbraten. Zimt und Nelken zugeben, Rotwein angießen und zugedeckt 30 Minuten bei geringer Hitze schmoren.

Die halbe Zitrone auspressen. Mit den Cranberries und 1 EL Honig zum Rotkohl geben, mit Salz abschmecken und weitere 15 Minuten zugedeckt dünsten.

Kurz vor Ende der Garzeit des Rehrückens die Pilze trocken abreiben, die Stielenden abschneiden. 1 EL Butter in einer Pfanne erhitzen, den Zucker darin karamellisieren lassen und die Maronen darin kurz schwenken, dann bei mittlerer Hitze noch 5 Minuten garen. Neben dem Rehrückenfilet im Ofen warm stellen.

Währenddessen die Pilze in 1 EL erhitzter Butter schwenken, mit Pfeffer übermahlen.

Das Fleisch in Scheiben aufschneiden und mit Rotkohl, Maronen und den Pilzen auf vier Teller anrichten. Sofort servieren.

*Nährwertangaben pro Portion:*
*ca. 680 kcal, 48 g Eiweiß, 24 g Fett, 64 g Kohlenhydrate*

**Für 4 Portionen:**

800 g Rehrücken-filet
800 g Rotkohl
1 Zwiebel
40 g Ingwer
4 EL Rapsöl
1 Stange Zimt
4 Gewürznelken
100 ml Rotwein
80 g frische Cranberries
½ Zitrone
2 EL Honig
2 EL Butter
1 EL Zucker
400 g gegarte Maronen
120 g Steinpilze
2 EL Sojasauce

Nach Geschmack Salz und Pfeffer.

## Kaninchenkeule mit Rosenkohl

**Für 4 Portionen:**

4 Kaninchen-
keulen
(etwa 600 g)
2 EL Olivenöl
2 EL Tomatenmark
60 ml Weißwein
800 g Rosenkohl
400 g Champignons
150 ml dunkler
Kalbsfond

Nach Geschmack Salz,
Pfeffer, Muskatnuss
und frischen Rosmarin.

Den Backofen auf 200 °C (Umluft 180 °C) vorheizen. Die Kaninchenkeulen abbrausen, trocken tupfen, rundherum mit Salz und Pfeffer würzen. Das Öl im Bräter stark erhitzen, die Keulen darin von beiden Seiten anbraten. Anschließend im Ofen (untere Schiene) etwa 20 Minuten zugedeckt schmoren lassen.

Den Bräter herausnehmen, das Tomatenmark einrühren, im Ofen kurz rösten. Mit Weißwein ablöschen, die Kaninchenkeulen damit bestreichen und noch 10 Minuten glasieren.

Währenddessen in einem großen Topf reichlich Salzwasser zum Kochen bringen. Den Rosenkohl putzen und darin 10 Minuten bissfest garen. Die Champignons trocken abreiben, die Stielenden abschneiden und die Pilze halbieren.

Rosenkohl und Pilze in den Schmortopf geben und im Ofen 10–15 Minuten schmoren. Wenn die Flüssigkeit eingedickt ist, den Kalbsfond angießen. Aus dem Ofen nehmen, abschmecken und mit den Kaninchenkeulen servieren.

*Nährwertangaben pro Portion:*
*ca. 281 kcal, 39 g Eiweiß, 11 g Fett, 5 g Kohlenhydrate*

# Wildschweinrouladen mit Rotkraut

**Für 2 Portionen:**

Die Zwiebeln abziehen, in sehr feine Ringe schneiden. Den Rotkohl putzen, vierteln und fein hobeln.

Das Fleisch behutsam dünn klopfen, beidseitig mit Salz und Pfeffer würzen. Einseitig mit Senf bestreichen und jeweils mit 2 Scheiben Speck belegen. Darauf die Hälfte der Zwiebelringe verteilen, das Fleisch zu Rouladen aufrollen und mit Küchengarn festbinden oder mit Zahnstochern feststecken.

Das Butterschmalz in einer Pfanne erhitzen und die Rouladen darin rundherum anbraten. Mit Fond und Wein ablöschen. 1 Lorbeerblatt und die Wacholderbeeren dazugeben, mit Salz und Pfeffer würzen und 15 Minuten schmoren lassen.

In einer zweiten Pfanne die restlichen Zwiebeln im heißen Öl glasig dünsten. Den Rotkohl dazugeben und unter ständigem Rühren 5 Minuten garen. Mit Essig und 2 Lorbeerblättern noch 10 Minuten bei niedriger Temperatur garen. Sollte die Flüssigkeit verdampfen, noch etwas Wasser angießen. Das Rotkraut mit Salz und Pfeffer und je nach Geschmack noch etwas Essig abschmecken.

Die Wildschweinrouladen aus der Pfanne nehmen, Lorbeerblatt und Wacholderbeeren entfernen. Das Johannisbrotkernmehl mit wenig kaltem Wasser glatt rühren und zügig in den Bratenfond einrühren. Die Sauce einmal aufkochen lassen, mit der Sahne verfeinern und nicht mehr kochen lassen.

Die Rouladen mit der Sauce übergießen und mit dem Rotkraut servieren.

*Nährwertangaben pro Portion:*
*ca. 429 kcal, 38 g Eiweiß, 22 g Fett, 18 g Kohlenhydrate*

2 kleine rote Zwiebeln
½ Kopf Rotkohl
2 Scheiben Wildschwein aus der Keule (etwa 300 g)
2 TL mittelscharfer Senf
4 dünne Scheiben durchwachsener Speck
1 EL Butterschmalz
100 ml Wildfond
100 ml Rotwein
3 Lorbeerblätter
3 Wacholderbeeren
1 EL Olivenöl
3 EL Aceto Balsamico
½ TL Johannisbrotkernmehl
1 EL geschlagene Sahne

Nach Geschmack Balsamessig (Aceto Balsamico), Salz und rosa Pfeffer.

Küchengarn oder Zahnstocher.

*Top-LOGI-Rezept von Franca Mangiameli*

**Für 2 Portionen:**

# Schweinefilet in Joghurtsauce

50 g Hartkäse (z. B.
Parmesan)
300 g Schweinefilet
1 EL Mehl
1 EL Rapsöl
2 kleine Zwiebeln
1 TL Gemüsebrühe
(Instant-
pulver)
4 EL Joghurt
2 Kohlrabi
4 Möhren
1 TL Olivenöl

Nach Geschmack Salz,
Pfeffer, edelsüßes
Paprikapulver,
Muskatnuss.

Den Backofen auf 180 °C (Umluft 160 °C) vorheizen. Den Käse fein reiben. Das Schweinefilet rundum mit Salz, Pfeffer und Paprikapulver würzen. Zunächst im Käse, dann im Mehl wenden. Das Rapsöl in der Pfanne erhitzen und das Filet darin in 8 Minuten von allen Seiten hellbraun anbraten.

Das Schweinefilet auf eine feuerfeste Unterlage legen, mit Alufolie abdecken und im Ofen 15–20 Minuten garen.

Inzwischen in einem breiten Topf etwa 2 l Wasser zum Kochen bringen. Die Zwiebeln fein würfeln. Die Hälfte der Zwiebeln mit der Gemüsebrühe im heißen Bratfett anbraten, den Joghurt zugeben und heiß werden lassen. Die Joghurtsauce mit Salz, Pfeffer, Paprikapulver und nach Geschmack Muskat abschmecken. In der Pfanne auf der abgeschalteten Herdplatte warm stehen lassen.

Die Kohlrabi schälen, aushöhlen. Das sprudelnd kochende Wasser salzen und die Kohlrabi darin bissfest kochen. Die ausgehöhlte Kohlrabimasse sowie die geschälten Möhren klein würfeln. Die restliche Zwiebel im heißen Olivenöl anbraten, Möhren- und Kohlrabiwürfel hinzugeben und 8 Minuten dünsten. Anschließend pürieren, mit Salz abschmecken und in die abgetropften Kohlrabi füllen. Mit dem Schweinefilet auf zwei Teller anrichten.

*Den Käse nach dem Reiben für 1 Stunde ins untere Fach des Kühlschranks legen, damit er schön durchkühlt und später besser am Fleisch haftet.*

*Nährwertangaben pro Portion:*
*ca. 518 kcal, 53 g Eiweiß, 21 g Fett, 28 g Kohlenhydrate*

## Schnitzel mit Paprikagemüse

**Für 2 Portionen:**

Den Backofen auf 50 °C vorheizen. 1 EL Öl in einer Pfanne erhitzen. Die Putenschnitzel darin von beiden Seiten 4–5 Minuten braten. Mit Salz und Pfeffer würzen, aus der Pfanne nehmen und in Alufolie gewickelt im Ofen warmhalten.

Die Paprika putzen, waschen und in Streifen schneiden. Die Zwiebel abziehen und klein würfeln. 1 EL Öl im Bratfett erhitzen, Zwiebel und Paprika darin 2 Minuten unter Rühren braten. Mit der Gemüsebrühe ablöschen und bei geschlossenem Deckel 5 Minuten schmoren. Mit Salz und Pfeffer abschmecken und die Kräuter unterrühren. Mit Parmesan bestreuen und zu den Schnitzeln servieren.

300 g Putenbrust
2 EL Rapsöl
500 g Paprika
100 ml Gemüsebrühe
1 Zwiebel
2 EL Parmesan
2 EL gehackte Kräuter (frisch oder TK)

Nach Geschmack Salz und Pfeffer.

*Nährwertangaben pro Portion:*
*ca. 410 kcal, 43 g Eiweiß, 22 g Fett, 10 g Kohlenhydrate*

## Überbackenes Tomaten-Schweineschnitzel

**Für 2 Portionen:**

Den Backofen auf 200 °C (Umluft 180 °C) vorheizen. Das Schweinefilet mit Salz, Pfeffer und Paprikapulver würzen und im heißen Rapsöl rundum 6–8 Minuten anbraten. Die Tomaten waschen, die Stielansätze herausschneiden und die Tomaten in Scheiben schneiden. Das Schweinefilet mit einer Lage Tomatenscheiben belegen, mit dem Käse belegen und im Ofen 15–20 Minuten garen.

In der Zwischenzeit Paprika und Zucchini putzen, waschen und in Würfel schneiden. Das Olivenöl in einem Topf heiß werden lassen und die Paprika darin unter Rühren 3 Minuten braten. Zucchini und Tomaten hinzufügen und alles bissfest schmoren. Die saure Sahne einrühren, nicht mehr kochen lassen, und das Gemüse mit Salz und Pfeffer abschmecken. Zum Schweineschnitzel servieren.

300 g Schweinefilet
2 TL Rapsöl
4 Tomaten
2 große Paprika
4 kleine Zucchini
2 Scheiben Käse (z. B. Gouda)
2 TL Olivenöl
2 EL saure Sahne

Nach Geschmack Salz, Pfeffer und rosenscharfes Paprikapulver.

*Nährwertangaben pro Portion:*
*ca. 424 kcal, 47 g Eiweiß, 21 g Fett, 11 g Kohlenhydrate*

**Für 2 Portionen:**

# Pfeffer-Filet mit Bohnengemüse

1 kg lange Bohnen
3 EL Bohnenkraut
300 g Schweinefilet
100 ml Milch
6 EL saure Sahne
3 EL roher Schinken, gewürfelt
2 TL Rapsöl
2 TL grüner Pfeffer

Nach Geschmack Salz und Pfeffer.

Die Bohnen putzen, waschen und in 2 cm lange Stücke schneiden. In einem großen Topf reichlich Wasser zum Kochen bringen, Bohnenkraut hineingeben und die Bohnen darin 8–12 Minuten kochen.

Das Schweinefilet kalt abbrausen, trocken tupfen und in 6 Scheiben schneiden. Das Öl in einer Pfanne gut erhitzen und die Schweinefilets darin von jeder Seite etwa 5 Minuten braten. Anschließend die Milch und den grünen Pfeffer hinzufügen und das Fleisch noch 5 Minuten bei schwacher Hitze darin ziehen lassen.

Die Bohnen abgießen, mit der sauren Sahne und den Schinkenwürfeln mischen und mit Salz und Pfeffer abschmecken. Zu den Pfeffer-Filets servieren.

*Nährwertangaben pro Portion:*
*ca. 496 kcal, 57 g Eiweiß, 19 g Fett, 21 g Kohlenhydrate*

## Rindersteaks mit Mozzarella-Spießen

Die Mozzarella-Kugeln abtropfen lassen. Die Tomaten waschen, trocken tupfen und halbieren. Essig, Salz und Pfeffer gut verquirlen, 1 EL Öl unterschlagen. Tomaten und Mozzarella darin 30 Minuten marinieren. Währenddessen das Fleisch kalt abbrausen, trocken tupfen. 1 EL Öl in einer Pfanne gut erhitzen und die Steaks darin auf jeder Seite etwa 3–4 Minuten braten. Den Backofengrill auf 200 °C vorheizen. Die Steaks mit Salz und Pfeffer würzen, in Alufolie wickeln und noch 5 Minuten ruhen lassen. Tomaten und Mozzarella-Kugeln abtropfen lassen und abwechselnd auf die Spieße stecken. Unter dem Backofengrill kurz grillen und mit den Steaks servieren.

*Nährwertangaben pro Portion:*
*ca. 509 kcal, 48 g Eiweiß, 32 g Fett, 7 g Kohlenhydrate*

**Für 2 Portionen:**

2 kleine Rindersteaks (à 150 g)
200 g kleine Mozzarellakugeln
400 g Cocktail-Tomaten
2 EL Olivenöl
2 EL Balsamico-Essig

Nach Geschmack Salz und Pfeffer.

2 lange Holzspieße.

## Hackbraten

Den Backofen auf 200 °C (Umluft 180 °C) vorheizen. Zwiebeln und Knoblauch abziehen und fein würfeln. Die Paprika putzen, waschen und in sehr feine Würfel schneiden. Das Hackfleisch mit den Zwiebeln, Knoblauch, Paprikawürfel, Quark und dem Ei gut vermengen. Eine kleine Kastenform dünn mit dem Öl einfetten. Die Hackfleischmasse einfüllen und mit Schinkenspeck belegen. Die Tomaten waschen, den Stielansatz herausschneiden und 1 Tomate in Scheiben schneiden. Dachziegelartig auf dem Schinkenspeck verteilen. Im Backofen (Mitte) etwa 30 Minuten backen.

Inzwischen die übrigen Tomaten in Viertel oder Achtel schneiden. Essig, Salz, Pfeffer und Senf zu einem würzigen Dressing verrühren. Das Öl unterschlagen, den Schnittlauch unterziehen. Mit den Pinienkernen unter die Tomaten mischen. Etwas durchziehen lassen und dann zum Hackbraten servieren.

*Nährwertangaben pro Portion:*
*ca. 640 kcal, 47 g Eiweiß, 40 g Fett, 23 g Kohlenhydrate*

**Für 2 Portionen:**

125 g Zwiebeln
1 Knoblauchzehe
1 gelbe Paprikaschote
250 g Rinderhack
125 g Quark (20 % Fett)
1 Ei
1 TL Olivenöl
40 g Schinkenspeck
600 g Tomaten
2–3 EL Aceto Balsamico
1 EL Olivenöl
20 g Pinienkerne

Nach Geschmack, Salz und Pfeffer, Schnittlauchröllchen.

# Gebackener Heilbutt auf Spinat

**Für 2 Portionen:**

1 Zitrone
400 g Heilbuttfilets
Meersalz
1 Knoblauchzehe
20 g Butter
600 g TK-Blattspinat
60 g Sesamsaat
2 EL Rapsöl

Den Saft der Zitrone auspressen. Das Heilbuttfilet waschen, trocken tupfen, in Würfel schneiden und mit Zitronensaft beträufeln. Ganz leicht salzen und 10 Minuten ziehen lassen. Den Backofen auf 50 °C vorheizen.

Den Knoblauch abziehen und in feine Scheiben schneiden. Die Butter in einer beschichteten Pfanne erhitzen und den Knoblauch darin kurz anbraten. Den TK-Spinat zugeben, evtl. 1–2 EL Wasser hinzufügen und den Spinat bei starker Hitze unter Rühren 6 Minuten garen. Mit Salz abschmecken und auf eine Platte geben. Im Ofen warmhalten.

Den Fisch in der Hälfte der Sesamsaat wenden. Das Öl in der Pfanne erhitzen und die Fischwürfel darin rundherum 5 Minuten knusprig braten. Auf dem Spinat anrichten und servieren.

*Nährwertangaben pro Portion:*
*ca. 542 kcal, 44 g Eiweiß, 37 g Fett, 3 g Kohlenhydrate*

# Spanischer Fischtopf

Gemüse putzen und waschen. Karotte und Zucchini in mundgerechte Würfel schneiden. Weiße und hellgrüne Teile des Lauchs in 2 cm dicke Ringe schneiden. Fenchel vierteln, in fingerdicke Scheiben schneiden. Zwiebel und Knoblauchzehen abziehen. Zwiebel in halbe Ringe, Knoblauch in feine Würfel schneiden. Chilischote längs aufschlitzen, Kerne herauskratzen, Chili sehr fein hacken.

Fischfilet waschen, trocken tupfen, in Würfel schneiden und leicht salzen.

Öl in einem Topf erhitzen. Gemüse darin unter Rühren 5 Minuten dünsten. Fisch, Kräuter, Piment, Pfeffer und Tomatenmark zugeben, 2 Minuten mitbraten und mit Wein ablöschen. Mit der Gemüsebrühe auffüllen und 15 Minuten köcheln lassen.

Artischocken-Herzen abtropfen lassen, vierteln und mit den Krabbenschwänzen in die Suppe rühren. Mit Salz und Pfeffer abschmecken und servieren.

*Nährwertangaben pro Portion:*
*ca. 546 kcal, 35 g Eiweiß, 28 g Fett, 33 g Kohlenhydrate*

**Für 2 Portionen:**

1 Karotte
1 Stange Lauch
1 kleine Fenchel-
   knolle
1 Zucchini
1 rote Zwiebel
2 Knoblauchzehen
1 kleine
   Chilischote
250 g Thunfisch
4 EL Olivenöl
1 TL Kräuter der
   Provence
1 Msp. gemahlener
   Piment
1 TL Safranfäden
1 Zweig frischer
   Rosmarin
1 EL Tomatenmark
100 ml Portwein
300 ml Gemüsebrühe
4 Artischocken-
   Herzen (Glas)
50 g Krabben-
   schwänze

Nach Geschmack Salz
und Pfeffer.

# Kabeljau auf Frühlingsgemüse

**Für 2 Portionen:**

400 g Kabeljaufilet
2 Thymian-
zweige
1 kleiner
Kohlrabi
3 Möhren
150 g Zuckerschoten
1½ EL Olivenöl
1 EL Butter

Nach Geschmack Salz
und Pfeffer.

Das Kabeljaufilet kalt abbrausen, trocken tupfen, in vier gleichmäßige Portionen schneiden und auf der Fleischseite mit Salz und Pfeffer würzen. Petersilie und Thymian waschen, gut trocken schütteln.

Einen großen Topf mit Salzwasser aufsetzen. Kohlrabi und Möhren putzen, ggf. waschen und in mundgerechte Stücke schneiden. Das Gemüse im sprudelnd kochenden Salzwasser 5–6 Minuten blanchieren, dann die Zuckerschoten etwa 3 Minuten blanchieren. Jeweils kalt abschrecken, abtropfen lassen.

Das Olivenöl in einer Pfanne erhitzen, die Kabeljaufilets von der Hautseite darin anbraten. Den Fisch wenden, die Butter und die Thymianzweige dazugeben. Die aufschäumende Butter mit einem Löffel auf den Fisch träufeln. Und diesen noch kurz garziehen lassen. Mit dem Gemüse anrichten, Kohlrabi, Möhren und Zuckerschoten mit der Thymianbutter beträufeln.

*Nährwertangaben pro Portion:*
*ca. 349 kcal, 36 g Eiweiß, 11 g Fett, 3 g Kohlenhydrate*

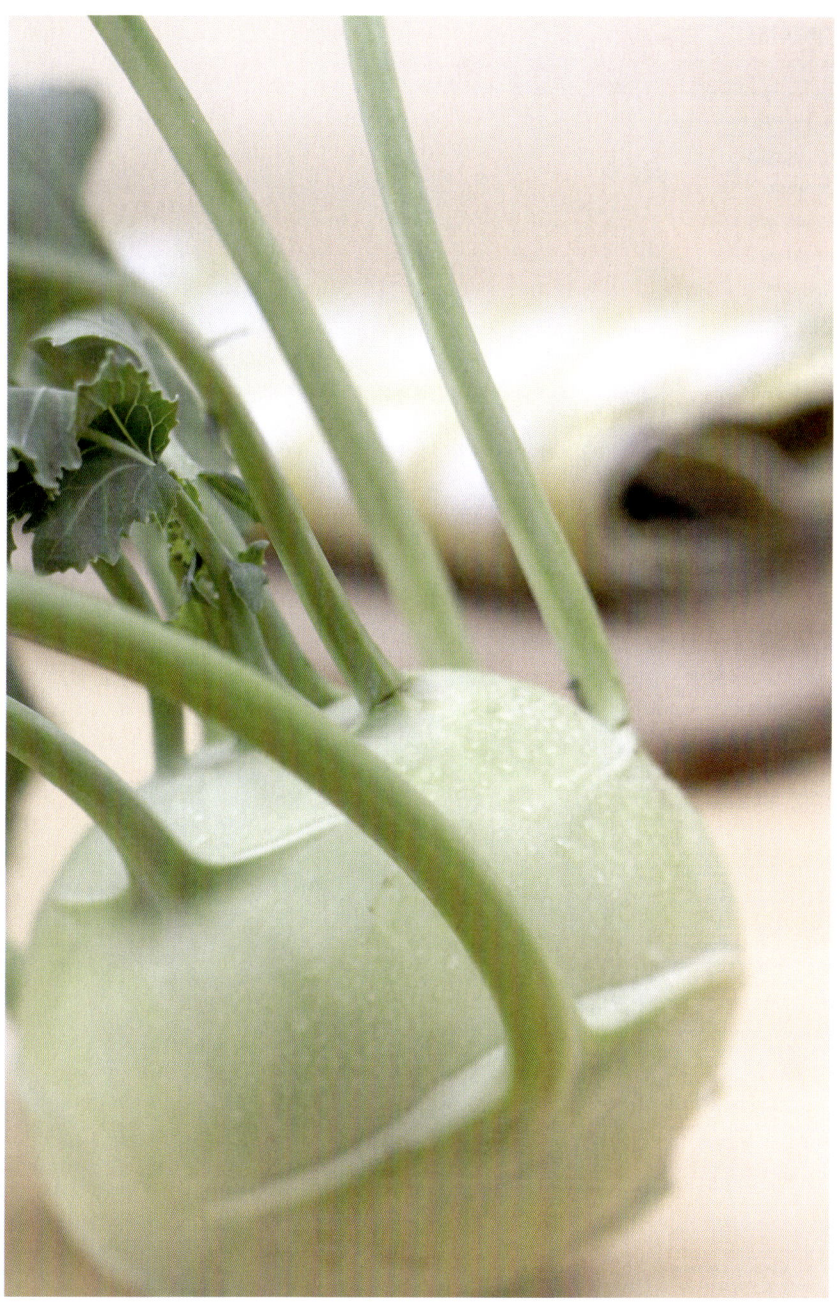

## Gebeizter Saibling mit Schnittlauchsauce

**Für 2 Portionen:**

je 3 Streifen (finger-
breit und
etwa 4 cm
lang) unbehan-
delte Orangen-
und Zitronen-
schale
2 Bund Dill
1 Bund glatte
Petersilie
1 TL Senfkörner
1 TL Korianderkörner
½ TL Wacholder-
beeren
1 TL schwarze
Pfefferkörner
30 g Salz
15 g Zucker
400 g Saiblingsfilet
mit Haut
1 EL Olivenöl
100 g Crème fraîche
3 EL Milch
1 TL scharfer Senf
½ TL Zitronensaft
1 EL Schnittlauch-
röllchen
1 Prise Cayenne-
pfeffer
400 g Salatgurke
2 EL Rapsöl
2 EL Balsamico
bianco

Nach Geschmack Salz
und Pfeffer.

Zitronen- und Orangenschalen in dünne Stifte schneiden. Für die Beize Dill und Petersilie waschen, trocken schütteln, grob hacken und mit Senfkörnern, Korianderkörnern, leicht ange- drückten Wacholderbeeren, grob zerstoßenen Pfefferkörnern, Salz und Zucker gut mischen. Die Saiblingsfilets kalt abbrau- sen, trocken tupfen und mit der Hautseite nach unten in eine große Auflaufform oder Reine legen. Die Beize großzügig über das Filet verteilen. Mit dem Olivenöl beträufeln.

Die Saiblingsfilets mit Frischhaltefolie bedecken und 8–12 Stunden, am besten über Nacht, im Kühlschrank ruhen lassen. Am nächsten Tag die Filets wenden und noch einmal mindes- tens 12 Stunden im Kühlschrank durchziehen lassen.

Crème fraîche, Milch, Senf, Zitronensaft und Schnittlauch gut miteinander verrühren und mit Salz und Cayennepfeffer wür- zen. Die Gurke schälen und in dünne Scheiben hobeln. Essig mit Salz und Pfeffer verrühren, das Olivenöl unterschlagen. Die Gurken mit diesem Dressing mischen.

Die Beize vom Filet entfernen, die Fischfilets kurz unter kal- tem Wasser abbrausen, trocken tupfen und kurz vorm Servie- ren in hauchdünne Scheiben schneiden. Die Haut dabei ent- fernen. Sauce und Salat separat zum Fisch reichen.

*Nährwertangaben pro Portion:*
*ca. 274 kcal, 22 g Eiweiß, 17 g Fett, 10 g Kohlenhydrate*

*Top-LOGI-Rezept von Franca Mangiameli*

# Marinierter Thunfisch

Die Schalotte abziehen und zwei Drittel davon fein würfeln, die übrige Schalotte in einem verschlossenen Glas kalt stellen. Die Kräuter waschen und trocken tupfen. Den Knoblauch abziehen und fein hacken. Den Rotwein mit Schalottenwürfeln, Kräutern und Knoblauch mischen. Den Thunfisch kalt abbrausen, trocken tupfen und in die Marinade legen. Zugedeckt 8 Stunden kalt stellen. 30 Minuten vor Beginn der Zubereitung aus dem Kühlschrank nehmen.

Zunächst die Bohnen putzen, waschen und in kochendem, ganz leicht gesalzenem Wasser 8 Minuten kochen. Gut abtropfen lassen. Zwiebeln und Knoblauchzehen abziehen, in Ringe schneiden bzw. fein hacken. Chilischote und Salbei im Mörser fein zerstoßen. Für das Dressing Knoblauch, Chili, Salbei, Essig, Thymian, Salz und Pfeffer verrühren. Das Öl unterschlagen. Basilikumblätter abzupfen, in Streifen schneiden und unterrühren. Bohnen und Zwiebeln locker mit dem Dressing vermengen.

Den Thunfisch aus der Marinade heben und abtupfen, salzen, pfeffern. Im heißen Olivenöl von beiden Seiten kurz (!) anbraten. Herausnehmen und in eine leicht gefettete Auflaufform legen. Den Fischfond angießen, die Auflaufform mit Alufolie abdecken. Im vorgeheizten Ofen bei 220 °C (Umluft 200 °C) etwa 6 Minuten garen.

*Nährwertangaben pro Portion:*
*ca. 888 kcal, 50 g Eiweiß, 57 g Fett, 22 g Kohlenhydrate*

**Für 2 Portionen:**

1 Schalotte
½ Zweig Rosmarin
1 Zweig Thymian
3 Salbeiblättchen
1 Lorbeerblatt
2 Knoblauchzehen
300 ml trockener Rotwein
2 Thunfischkoteletts à 200 g
500 g grüne Bohnen
2 rote Zwiebeln
2 Knoblauchzehen
2 EL Weißweinessig
1 getrocknete Chilischote
½ TL getrockneter Salbei
½ TL getrockneter Thymian
2 EL Olivenöl
1 Bund frisches Basilikum
2–3 EL Olivenöl

Nach Geschmack Salz, weißer Pfeffer und etwas Butter für die Form.

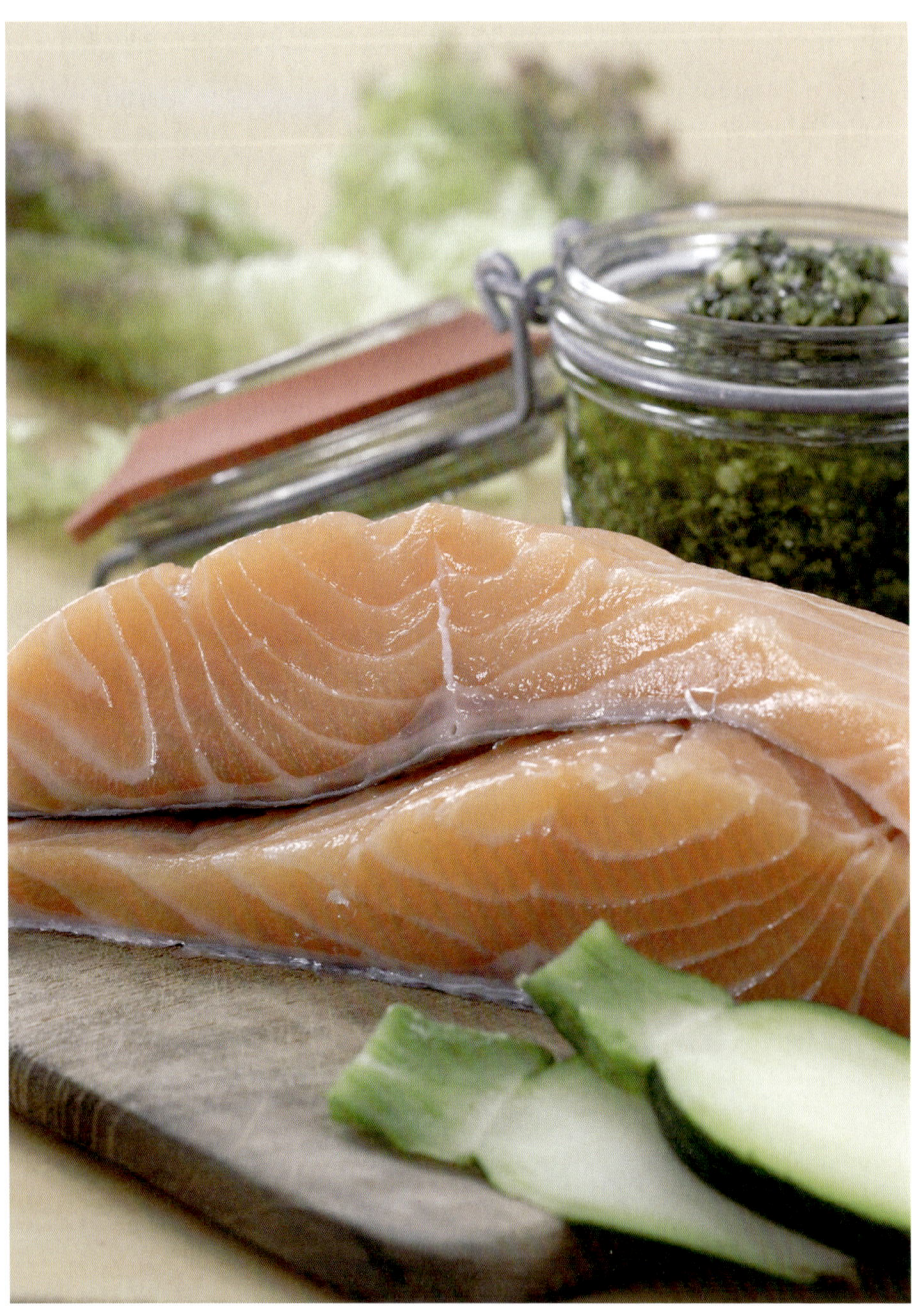

# Fischfilet mit Pesto-Kruste

Den Backofen auf 200 °C (Umluft 180 °C) vorheizen. Das Gemüse putzen, waschen und in mundgerechte Stücke schneiden. In einer großen Pfanne das Öl erhitzen und das Gemüse darin unter Rühren anbraten. Die Gemüsebrühe angießen und die Kräuter unterrühren, den Deckel auflegen und das Gemüse in 10-20 Minuten bissfest garen.

Inzwischen den Fisch kalt abspülen, trocken tupfen und in eine dünn mit Butter gefettete feuerfeste Auflaufform legen. Das Pesto auf dem Fisch verstreichen und den Fisch in 15–20 Minuten im Ofen garen. Mit dem mediterranen Gemüsetopf servieren.

*Nährwertangaben pro Portion:*
*ca. 415 kcal, 38 g Eiweiß, 21 g Fett, 13 g Kohlenhydrate*

**Für 2 Portionen:**

1 kg Gemüse (z. B. Paprika, Auberginen, Zucchini, Tomaten und Möhren)
200 ml Gemüsebrühe
2–3 EL getrocknete Kräuter (z. B. Oregano, Thymian und Rosmarin)
300 g Fisch (z.B Seelachs- oder Rotbarschfilet)
3 TL Rapsöl
2 EL Pesto Rosso

Etwas Butter für die Form.

## Gegrillter Thunfisch mit Feldsalat

**Für 2 Portionen:**

2 EL Olivenöl
2 EL Zitronensaft
400 g Thunfischfilet
300 g Salat (z. B. Feldsalat oder Rucola)
1 rote oder gelbe Paprikaschote
2 EL Obstessig
2 EL Rapsöl
1 EL Kräuter-Olivenöl

Nach Geschmack Salz und Pfeffer.

Olivenöl und Zitronensaft verquirlen. Den Thunfisch kalt abbrausen, trocken tupfen und in dieser Mischung 30 Minuten marinieren. Inzwischen den Salat verlesen, ggf. putzen, waschen und trocken schleudern. Die Paprikaschote putzen, waschen und in Streifen schneiden. Für das Dressing den Essig, Salz und Pfeffer gut verquirlen, das Rapsöl unterschlagen. Den Backofengrill auf 200 °C vorheizen.

Den Fisch aus der Marinade heben und auf eine feuerfeste Unterlage legen. Die Oberseite mit Kräuter-Olivenöl (in Olivenöl eingelegte Kräuter geben dem Öl den Geschmack) bestreichen. Unter dem Grill von beiden Seiten jeweils etwa 3–4 Minuten grillen, je nach Dicke des Fischfilets. Nach dem Wenden die Oberseite wiederum mit Kräuter-Olivenöl bestreichen. Anschließend eventuell mit Salz und Pfeffer würzen.

Salat, Paprika und das Dressing mischen und dazu essen.

*Nährwertangaben pro Portion:*
*ca. 756 kcal, 41 g Eiweiß, 62 g Fett, 9 g Kohlenhydrate*

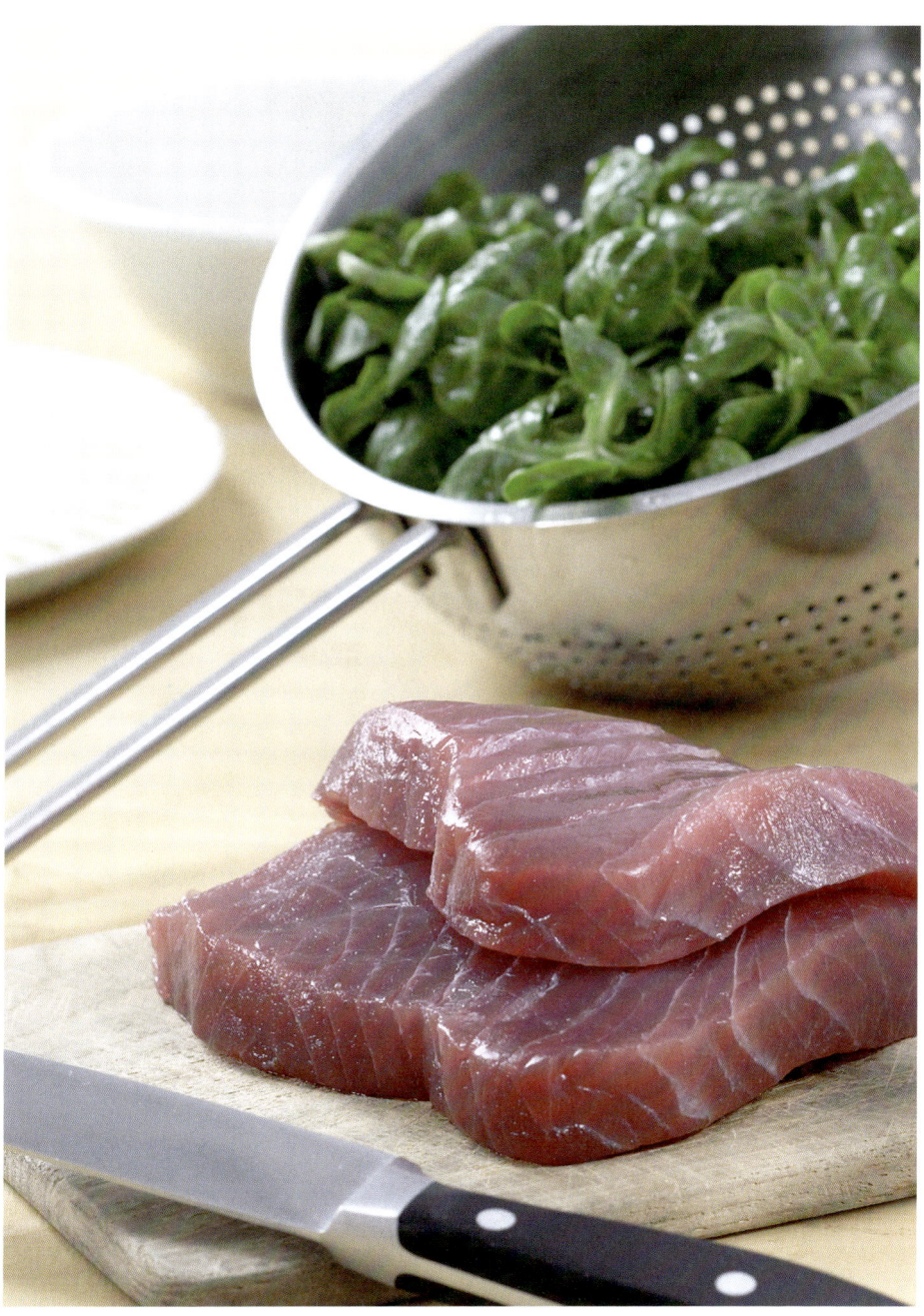

**Für 2 Portionen:**

## Lachs mit Tomaten-Salsa

400 g Lachsfilet
1 reife Avocado
400 g Kirsch-
tomaten
1 EL Olivenöl
2 EL Limettensaft
½ Bund Koriander
2 EL Fischsauce
2 EL Limettensaft
1 EL Sojasauce
1 TL schwarzer
Pfeffer aus der
Mühle
2 TL Zucker
2 TL Sesamöl
1 EL Rapsöl

Die Avocado längs aufschneiden und durch eine Drehbewegung gegeneinander die beiden Avocadohälften vom Kern lösen. Die Haut der Avocado abziehen und das Fruchtfleisch in kleine Würfel schneiden. Die Tomaten waschen, trocken tupfen und vierteln. Den Koriander waschen, trocken schütteln und die Blättchen fein hacken.

Avocado, Tomaten, Koriander, 1 EL Rapsöl und den Limettensaft gut mischen. Mit wenig Salz und nur eventuell mit Pfeffer abschmecken. Zugedeckt durchziehen lassen.

Für die Lachsmarinade Fischsauce, Limettensaft, Sojasauce, Pfeffer, Zucker und Sesamöl verrühren. Den Lachs kalt abbrausen, trocken tupfen und in der Marinade zugedeckt 30 Minuten kalt stellen.

Das Rapsöl in einer beschichteten Pfanne erhitzen und den abgetropften Lachs darin von jeder Seite je nach Dicke 4–6 Minuten braten. Mit der Tomaten-Salsa servieren.

*Nährwertangaben pro Portion:*
*ca. 526 kcal, 29 g Eiweiß, 32 g Fett, 16 g Kohlenhydrate*

# Fischrouladen mit Blumenkohlsalat

**Für 2 Portionen:**

Backofen auf 225 °C vorheizen (Umluft 200 °C). Fischfilets kalt abspülen, trocken tupfen. Saft der Zitrone auspressen, die Filets damit rundum beträufeln und ganz leicht salzen. Schinken ausbreiten, jeweils mit einem Fischfilet belegen, mit dem Pesto bestreichen und zu Rouladen aufrollen. Diese nebeneinander in eine Auflaufform legen. Den Portwein angießen und die Rouladen etwa 35 Minuten im Ofen garen.

Blumenkohl und Brokkoli in sprudelnd kochendem Salzwasser 2 Minuten blanchieren. Kurz in Eiswasser tauchen und gut abtropfen lassen. Den Knoblauch abziehen und in Scheiben schneiden. Die Chilischote waschen, die Kerne herauskratzen und die Chili in Ringe schneiden.

Das Öl in einer beschichteten Pfanne erhitzen, Knoblauch und Chili darin anbraten, Blumenkohl- und Brokkoliröschen zugeben und 2 Minuten unter Rühren braten. Die Brühe angießen und alles 3 Minuten köcheln lassen. Die Sojasauce unterrühren und das Gemüse in eine Schüssel umfüllen. Wer mag, kann noch 1 Hand voll Erdnüsse unterheben.

Die Fischrouladen zum Salat servieren, mit den Oliven und ein paar Basilikumblättchen garnieren.

**≡ *Statt Portwein können Sie ersatzweise auch Fischfond aus dem Glas verwenden.***

| | |
|---|---|
| 2 | Seeteufel- oder Kabeljaufilets à 200 g |
| ½ | Zitrone |
| 2 | Scheiben Serranoschinken (circa 40 g) |
| 40 g | Pesto rosso (Glas) |
| 2–3 EL | trockener Portwein |
| 300 g | TK-Blumenkohl |
| 200 g | TK-Brokkoli |
| 1 | Knoblauchzehe |
| 1 | kleine Chilischote |
| 2 EL | Olivenöl |
| ½ TL | Sesamöl |
| 125 ml | Gemüsebrühe |
| 1 EL | Sojasauce |

Nach Geschmack Salz und Pfeffer, Erdnüsse.

*Nährwertangaben pro Portion:*
*ca. 493 kcal, 44 g Eiweiß, 29 g Fett, 6 g Kohlenhydrate*

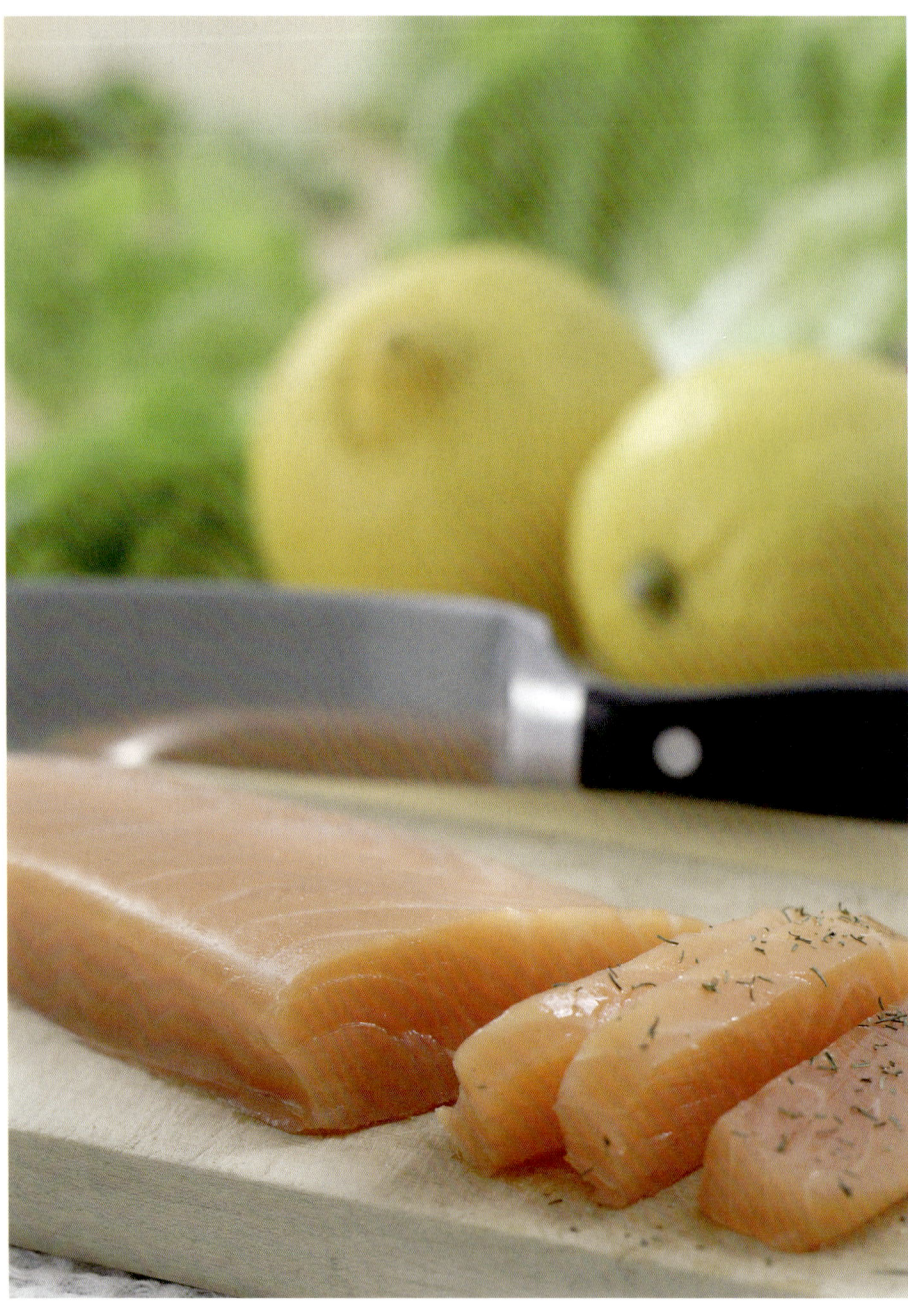

# Lachstatar

Die Gurke waschen, mit der Schale in feine Scheiben in eine Schüssel hobeln, mit Salz bestreuen und ca. 10 Minuten ziehen lassen.

Den Salat waschen, trocken schleudern und in mundgerechte Stücke zupfen. Auf zwei Teller anrichten. Die Gurke in einem Sieb abtropfen lassen, das Gurkenwasser dabei auffangen, und die Gurkenscheiben auf dem Salat verteilen.

Gurkenwasser mit Senf, Salz und Pfeffer verquirlen, das Öl unterschlagen. Den Salat gleichmäßig damit beträufeln.

Den Dill waschen, trocken schütteln und in kleine Stücke schneiden. Die Lauchzwiebeln putzen, gut waschen und den weißen Teil in Ringe schneiden. Räucherlachs, Zwiebelringe, Dill und Creme légère mittelfein pürieren. Nach Geschmack mit Zitronensaft und Salz abschmecken.

Aus dieser Masse mit 2 Esslöffeln kleine Bällchen formen und dekorativ auf den Salattellern verteilen.

**Für 2 Portionen:**

1 Salatgurke
200 g Kopfsalat
1 TL Senf
2 EL Rapsöl
¼ Bund Dill
2 Lauchzwiebeln
200 g Räucherlachs
2 EL Creme légère
2–3 EL Zitronensaft

Nach Geschmack Salz, Pfeffer und Kräuter.

*Nährwertangaben pro Portion:*
*ca. 412 kcal, 31 g Eiweiß, 24 g Fett, 16 g Kohlenhydrate*

## Garnelen-Spieße auf exotischem Fruchtbett

**Für 2 Portionen:**

1 rote Paprikaschote
½ Mango
1½ Blutorangen
250 g rohe, glasige Garnelen – gibt es sogar schon aufgespießt
2 EL Rapsöl

Nach Geschmack Salz, rosa Pfefferbeeren, Chili- und Currypulver.

4 Holzspieße

Die Paprikaschote putzen, waschen und in kleine Würfel schneiden. Die Mangohälfte schälen und ebenfalls würfeln. 1 Orange auspressen, die halbe Orange inklusive der weißen Haut schälen und die Orange filetieren. Die Garnelen kalt abbrausen, trocken tupfen und auf 2 Spieße verteilen. Mit Salz und Pfeffer würzen und mit ein wenig Curry bestäuben.

1 EL Öl in einer beschichteten Pfanne erhitzen. Die Paprika darin anbraten, 3–4 Minuten garen. Währenddessen in einer zweiten beschichteten Pfanne die Garnelenspieße in 1 EL Öl anbraten, mit 1 EL Orangensaft ablöschen.

Das Paprikagemüse mit Curry, Chili und rotem Pfeffer würzen. Den Orangensaft angießen und die Orangenfilets unterheben, ½ Minute köcheln. Die Mango einrühren, nicht mehr erhitzen.

Das exotische Fruchtbett auf vier Teller anrichten und je einen Garnelenspieß darauf legen.

*Nährwertangaben pro Portion:*
*ca. 425 kcal, 30 g Eiweiß, 15 g Fett, 43 g Kohlenhydrate*

*Top-LOGI-Rezept von Franca Mangiameli*

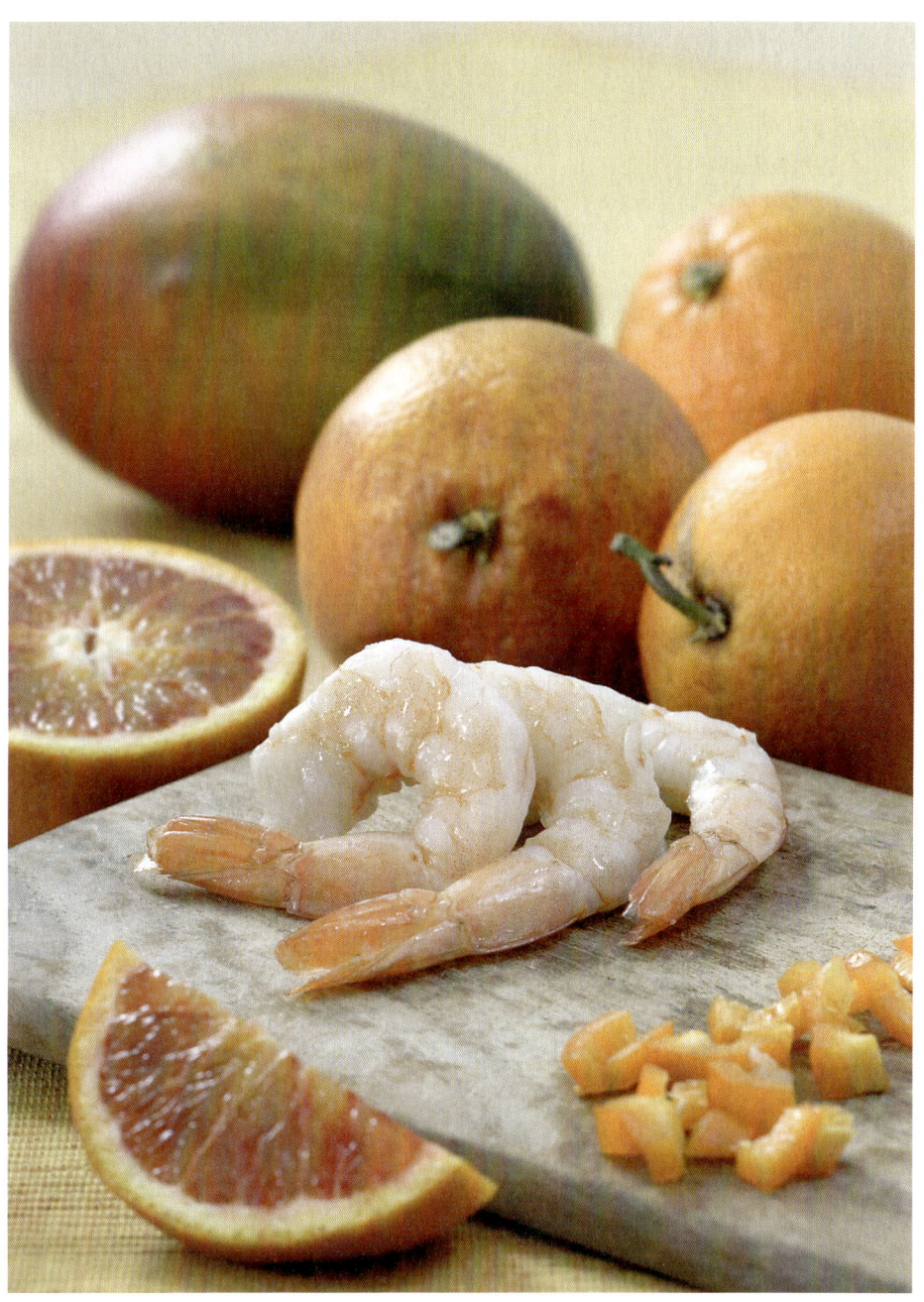

**Für 2 Portionen:**

## Spinat mit Lachs

500 g TK-Blattspinat
400 g Lachsfilet
100 ml Weißwein
oder
Gemüsebrühe
1 kleine
Knoblauchzehe
1 TL Butter
2 EL geriebener
Käse
30 g Crème légère

Etwas Butter für die
Form. Nach Geschmack
Salz, Pfeffer, Kräuter.

Den Backofen auf 200 °C (Umluft 180 °C) vorheizen. Den TK-Spinat antauen lassen.

Den Lachs kalt abbrausen, trocken tupfen und in eine dünn gefettete Auflaufform geben. Weißwein oder Brühe angießen und im Ofen 15–20 Minuten garen.

In der Zwischenzeit den Knoblauch abziehen und fein hacken. Den Spinat ausdrücken. Die Butter in einer Pfanne leicht erhitzen und den Knoblauch 30 Sekunden darin unter Rühren anbraten. Den Blattspinat hinzufügen und etwa 5 Minuten schmoren. Den geriebenen Käse sowie die Crème légère hinzufügen und gleichmäßig unterrühren.

*Nährwertangaben pro Portion:*
*ca. 464 kcal, 37 g Eiweiß, 29 g Fett, 5 g Kohlenhydrate*

**Für 2 Portionen:**

## Heringssalat mit Rote Bete

4 Matjesfilets
250 ml Buttermilch
1 große Zwiebel
200 g Apfel (Boskop
oder Cox
Orange)
Zitronensaft
250 g gekochte Rote
Bete (Glas)
4 EL Joghurt oder
Mayonnaise
1 EL Honig
weißer Pfeffer
je 2 EL gehackte
Petersilie und
Dill
2 EL Deutscher
Kaviar (See-
hasen-Rogen)

Den Matjes am besten schon morgens in die Buttermilch legen, 8 Stunden kühl stellen.

Anschließend abspülen, abtropfen lassen und in mundgerechte Stücke schneiden. Zwiebel abziehen, in halbe Ringe schneiden. Rote Bete abtropfen lassen, in dünne Scheiben schneiden. Apfel waschen, nicht schälen, nur das Kerngehäuse entfernen. In feine Schnitze schneiden und mit Zitronensaft beträufeln. Matjes, Zwiebeln, Rote Bete und Apfelschnitze vorsichtig mischen und auf zwei Teller anrichten. Joghurt mit Honig, Pfeffer und Kräutern verrühren, den Kaviar unterziehen. Über den Salat geben.

*Nährwertangaben pro Portion:*
*ca. 656 kcal, 36 g Eiweiß, 40 g Fett, 34 g Kohlenhydrate*

# Seeteufel mit Sardellen

**Für 2 Portionen:**

Den Knoblauch und die Schalotte abziehen und in feine Scheiben schneiden bzw. fein hacken. Die Limette heiß waschen und die Schale abreiben. Die Kräuter waschen, trocken tupfen. Das Olivenöl mit den Kräuterzweigen, Schalotten- und Knoblauchwürfel, Limettenschale, dem Lorbeerblatt sowie frisch gemahlenem Pfeffer verrühren. In eine flache Auflaufform geben.

Den Seeteufel kalt abbrausen, trocken tupfen und in 8 gleich große Stücke schneiden. Diese in die Marinade einlegen, ggf. wenden, damit der Fisch rundum mit Marinade bedeckt ist, und zugedeckt 6 Stunden im Kühlschrank marinieren.

Dann den Backofen auf 200 °C (keine Umluft) vorheizen. Die Kirschtomaten waschen und vierteln. Die Sardellen hacken, die Oliven halbieren, den Saft der halben Limette auspressen. Tomaten, Sardellen, Oliven, Limettensaft und die Kapern sowie 1 TL Kapernwasser gleichmäßig auf dem marinierten Seeteufel verteilen. Salzen und pfeffern.

Den Fisch im vorgeheizten Ofen 20–25 Minuten garen. Den Ofen abschalten, den Garsud über den Fisch schöpfen und diesen noch 5 Minuten im Ofen ruhen lassen.

Mit einer großen Schüssel Blattsalate servieren.

| | |
|---|---|
| 500 g | Seeteufelfilet |
| 1 | Knoblauchzehe |
| 1 | kleine Schalotte |
| ½ | unbehandelte Limette |
| 1 | kleiner Zweig Rosmarin |
| 1 | kleiner Zweig Thymian |
| 4 EL | Olivenöl |
| ½ | Lorbeerblatt |
| 125 g | Kirschtomaten |
| 2 | Sardellenfilets |
| 25 g | schwarze Oliven ohne Stein |
| 30 g | Kapern, mit Flüssigkeit |

Nach Geschmack Salz, Pfeffer, Petersilie.

*Nährwertangaben pro Portion:*
*ca. 326 kcal, 38 g Eiweiß, 18 g Fett, 3 g Kohlenhydrate*

# Fruchtsalat mit Joghurtsauce

**Für 1 Portion:**

30 g Pistazienkerne
1 Orange
½ Zitrone
1 Nektarine
½ reife Birne
100 g Himbeeren
200 g Joghurt

Die Pistazienkerne hacken. Den Saft der Orange und der halben Zitrone auspressen. Die Früchte waschen, trocken tupfen. Die Nektarine längs halbieren und die Hälften gegeneinander drehen, sodass sich das Fruchtfleisch vom Kern löst. Das Kerngehäuse der Birne herausschneiden. Nektarine und Birne in Würfel schneiden und mit dem Orangen- und Zitronensaft in einer kleinen Schüssel mischen. Die Himbeeren darauf geben.

Den Joghurt mit dem Honig glatt rühren und über den Fruchtsalat gießen. Mit den gehackten Pistazien bestreuen.

*Nährwertangaben pro Portion:*
*ca. 525 kcal, 13 g Eiweiß, 26 g Fett, 55 g Kohlenhydrate*

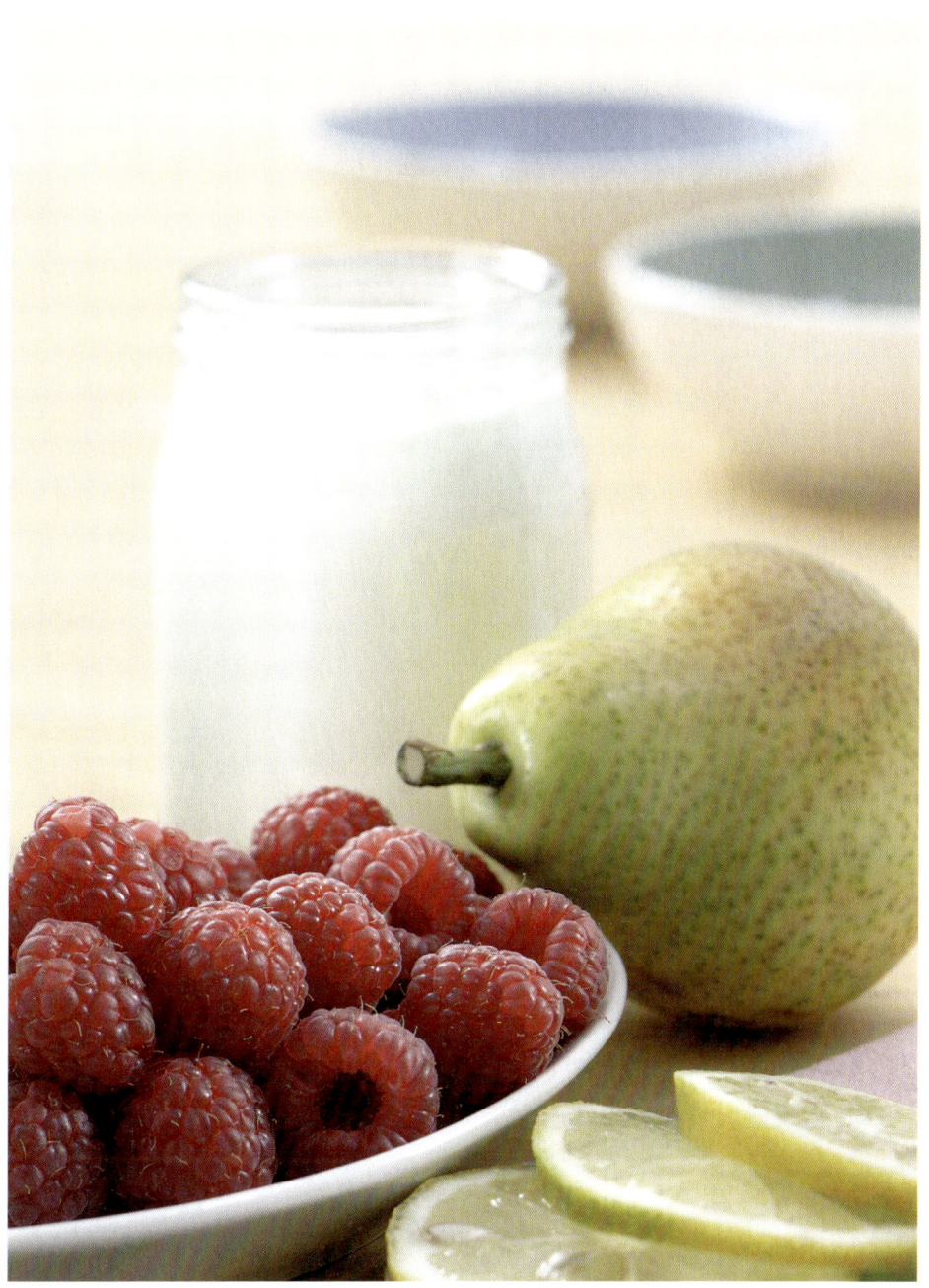

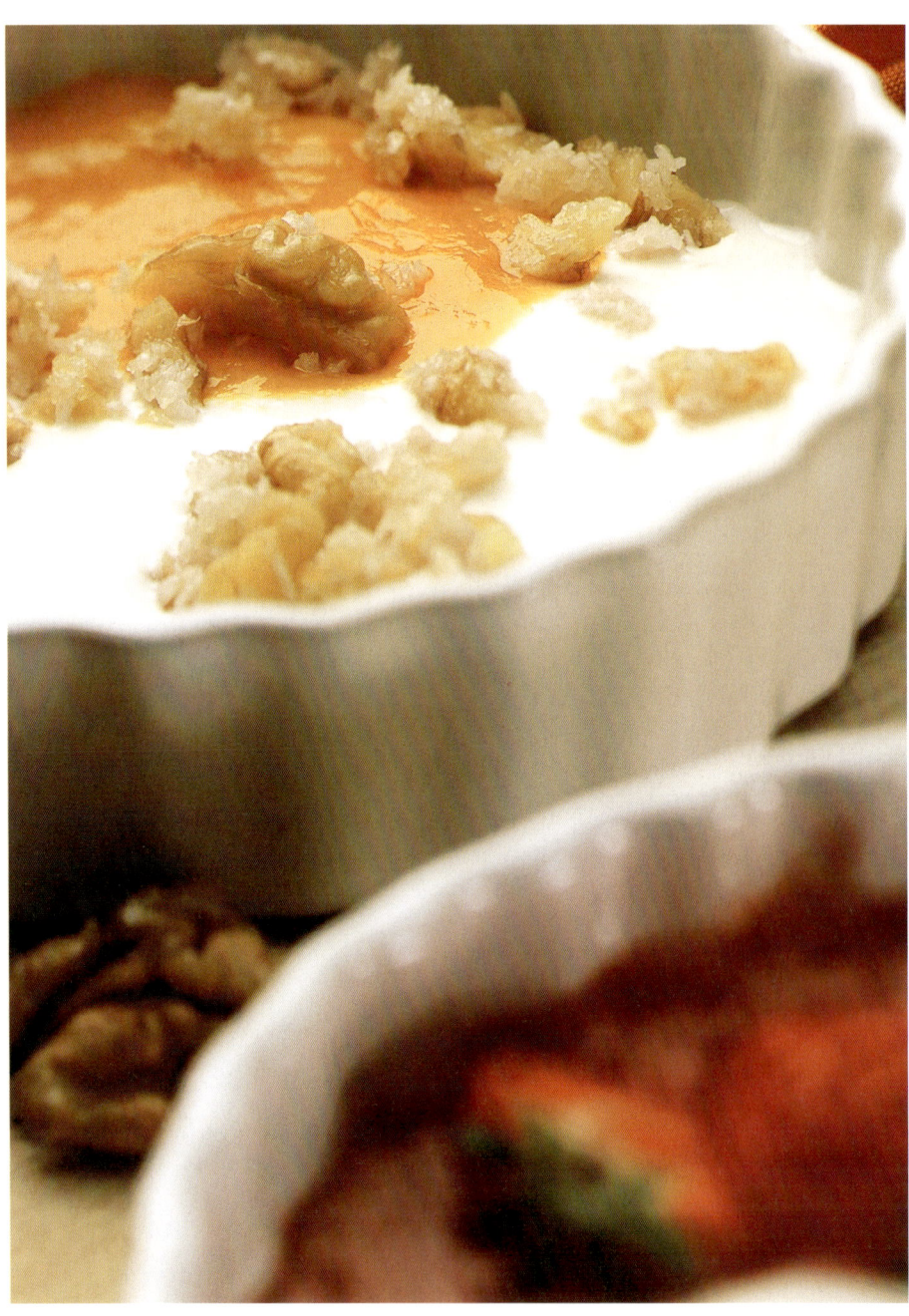

# Vanillequark mit frischen Erdbeeren

**Für 1 Portion:**

Quark, Joghurt, Milch, Honig und Vanille cremig rühren. Erdbeeren vorsichtig waschen und trocken tupfen. Die Blütenkelche entfernen, die Früchte halbieren oder vierteln. Auf dem Quark in einem Schälchen anrichten.

Die Quarkcreme kann gut vorbereitet werden, wichtig ist, dass sie bis zum Verzehr abgedeckt kühl stehen. Zum Mitnehmen, zum Beispiel fürs zweite Frühstück, die Früchte locker unter den Quark heben und in eine Lunchbox mit gut schließendem Deckel geben, kühl stellen.

150 g Magerquark
100 g Joghurt
2 EL Milch
1 EL Honig
1 Msp. gem. Bourbon-Vanille
250 g Erdbeeren

**Variante 1:** Aprikosenquark mit Mandeln. 150 g Magerquark mit 150 g Joghurt, 1 EL Honig und 1 EL Mandelmus cremig rühren. 2–3 Aprikosen waschen, entkernen, in kleine Würfel schneiden und unterheben. 1 EL Mandelsplitter in einer trockenen Pfanne rösten bis sie duften und über den Quark streuen.

**Variante 2:** Himbeercreme mit Tofu. 150 g Naturtofu in Würfel schneiden. Mit 200 g Himbeeren, frisch oder angetaute Tiefkühl-Früchte, 80 g Magerquark, ½–1 EL Honig und 1 Spritzer Zitronensaft im Blender oder mit dem Pürierstab cremig pürieren.

*Nährwertangaben pro Portion:*
*ca. 318 kcal, 27 g Eiweiß, 6 g Fett, 36 g Kohlenhydrate*
*Nährwertangaben pro Portion Variante 1:*
*ca. 542 kcal, 34 g Eiweiß, 26 g Fett, 39 g Kohlenhydrate*
*Nährwertangaben pro Portion Variante 2:*
*ca. 392 kcal, 37 g Eiweiß, 15 g Fett, 25 g Kohlenhydrate*

**Für 2 Portionen:**

## Bunte Melonen-Kaltschale

½ Honigmelone
4 »Kugeln«
Netzmelone
4 »Kugeln«
Wassermelone
1 TL Agavendicksaft
300 g Buttermilch
1 EL Kokosflocken

Nach Geschmack
Zitronenmelisse.

Mit einem Eisportionierer 4 Kugeln aus dem Fruchtfleisch der kanarischen Melone ausstechen und zugedeckt beiseite – eventuell kühl – stellen.

Das restliche Fruchtfleisch dieser Melone mit Honig und Buttermilch gut pürieren. Anschließend 1 Stunde kalt stellen.

Je 4 Kugeln Netzmelone und Wassermelone ausstechen. Die Melonen-Buttermilch in zwei tiefe Teller gießen und je 2 Kugeln Netz-, Honig- und Wassermelone auf diesem Spiegel anrichten. Mit Kokosflocken bestreuen und mit Zitronenmelisse garnieren.

*Nährwertangaben pro Portion:*
*ca. 185 kcal, 7 g Eiweiß, 7 g Fett, 22 g Kohlenhydrate*


**Für 2 Portionen:**

## Quarkcreme mit Heidelbeer-Püree

125 g Speisequark
125 g Vollmilch-
joghurt
300 g TK-
Heidelbeeren
1 Vanilleschote
1 TL Agaven-
dicksaft

Quark und Joghurt cremig verrühren. Die Vanilleschote der Länge nach aufschlitzen und das Mark in die Quarkmischung kratzen. Den Agavendicksaft und die Hälfte der Heidelbeeren zugeben und alles kurz pürieren.

20 Minuten im Kühlschrank ruhen lassen, inzwischen die übrigen Heidelbeeren auftauen lassen. Vor dem Verzehr unter die Quarkcreme heben.

**INFO:** *Agavendicksaft aus dem süßen Herz der wilden Agave hat eine stärkere Süßkraft als Zucker und ist gleichzeitig kalorienärmer. Agavendicksaft hat darüber hinaus eine besonders niedrige glykämische Last, das feinaromatische Süßungsmittel ist somit ideal zum Süßen in der LOGI-Küche!*

*Nährwertangaben pro Portion:*
*ca. 156 kcal, 12 g Eiweiß, 5 g Fett, 16 g Kohlenhydrate*

*Top-LOGI-Rezept von Franca Mangiameli (oben)*

# Cremiges Mango-Sorbet

**Für 2 Portionen:**

1 kleine Mango
125 g Naturjoghurt
50 ml Apfel-
Mangosaft
(ungezuckert)
1 TL Agavendicksaft
2 EL geschlagene
Sahne

Zum Anrichten Erd-
beeren, Himbeeren
oder Physalis,
Zitronenmelisse.

Die Mango schälen und das Fruchtfleisch vom Kern schneiden. In Würfel schneiden, 2 TL Würfel beiseite legen. Die Mango mit Joghurt, Mangosaft und Agavendicksaft pürieren.

Die Mangocreme in ein Metallgefäß gießen, das in das Gefrierfach des Kühlschranks passt. Die Creme mindestens 4 Stunden im Gefrierfach gefrieren lassen. Alle halbe Stunde herausnehmen und die Masse mit einem Löffel oder Schneebesen gut durchmischen. Das verhindert, dass sich harte Eiskristalle bilden und verleiht dem Sorbet eine fein-cremige Konsistenz.

Das Sorbet mit dem Eisportionierer zu Kugeln formen und in zwei Glasschalen oder Champagnergläser verteilen. Mit einem Häubchen Sahne, den Mangowürfeln, Beeren und bzw. oder Physalis und Zitronenmelisseblättchen dekorieren.

**TIPP** *Die Mango können Sie durch Himbeeren, Erdbeeren, Aprikose, Ananas etc. ersetzen. Verfeinern können Sie die Sorbets, indem Sie statt Fruchtsaft z. B. Weißwein oder Sekt dazugießen.*

*Nährwertangaben pro Portion:*
*ca. 183 kcal, 5 g Eiweiß, 7 g Fett, 25 g Kohlenhydrate*

## Mango-Sticks mit Beerensauce

**Für 2 Portionen:**

200 g gemischte, tiefgekühlte Beeren
200 g reife Mango
1 EL Agavendicksaft
25 g Kokosflocken

Minze zum Garnieren.

Den Backofen auf 180 °C (Umluft 160 °C) vorheizen. Die Beeren pürieren. Die Mango schälen, vom Kern schneiden und das Fruchtfleisch in 5–8 cm lange, fingerbreite Sticks schneiden.

Den Agavendicksaft erhitzen, bis er flüssig wird. Die Sticks darin wenden und in den Kokosflocken wenden. Auf ein mit Backpapier belegtes Backblech legen und im Backofen (Mitte) 5–7 Minuten backen. Eventuell zwischendurch wenden, damit die Mangostäbchen rundherum bräunen. Die Mango-Sticks mit der Beerensauce servieren und mit frischen Minzeblättchen garnieren.

*Bei Bedarf können Sie die Sauce auch ganz leicht mit Agavendicksaft, Honig oder Süßstoff süßen.*

---

*Nährwertangaben pro Portion:*
*ca. 192 kcal, 2 g Eiweiß, 11 g Fett, 11 g Kohlenhydrate*

*Top-LOGI-Rezept von Franca Mangiameli*

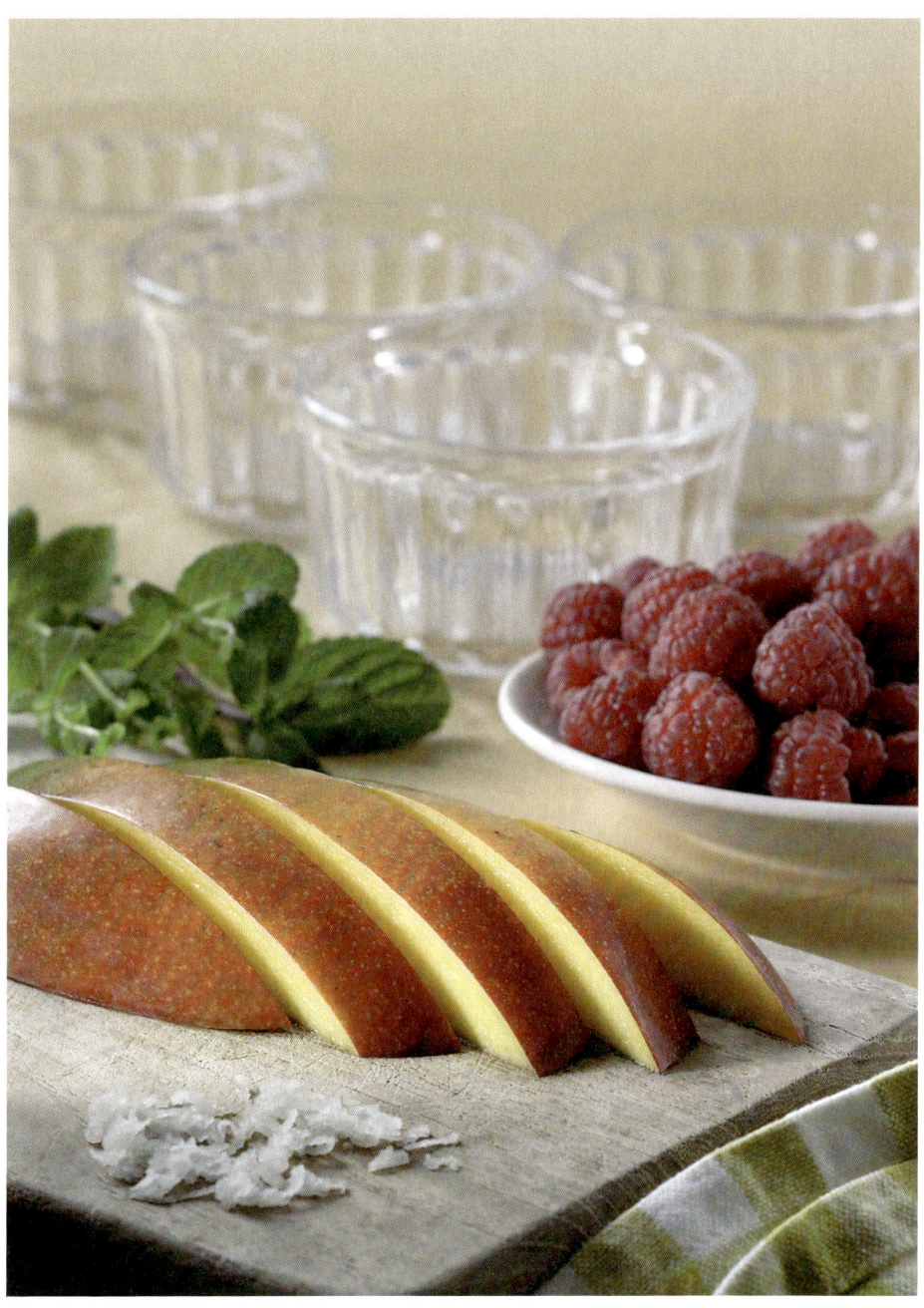

## Weitere Ernährungsratgeber rund um LOGI

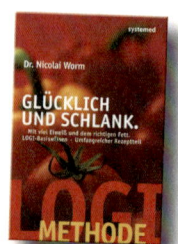

**LOGI-METHODE. Glücklich und schlank. Mit viel Eiweiß und dem richtigen Fett. Von Dr. Nicolai Worm.** Nicolai Worm rechnet in seinem Grundlagenwerk mit fettreduzierter und kohlenhydratlastiger Diät-(Un-)Kultur ab: Bei einer Ernährung nach der LOGI-Methode bleibt der Blutzuckerspiegel konstant, starke Blutzuckerschwankungen und -spitzen werden vermieden und der Insulinspiegel wird dadurch relativ niedrig gehalten. Gleich ausprobieren: 74 köstlichen Rezeptideen bringen die revolutionäre Ernährungstheorie unkompliziert auf den Tisch. **ISBN 978-3-927372-26-9 19,90 EUR**

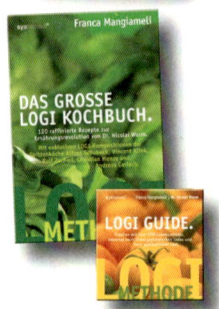

**LOGI-METHODE. Das große LOGI-Kochbuch. Von Franca Mangiameli.** Spitzenköche wie Alfons Schuhbeck und Vincent Klink, Ralf Zacherl, Christian Henze und Andreas Gerlach berücksichtigen das LOGI-Prinzip schon seit langem. Sie offenbaren ihre 52 besten LOGI-Rezepte. Dazu hat auch Franca Mangiameli noch 70 neue LOGI-Kreationen für stärkearme Brottaler und Pizza, Hauptgerichte mit viel Fisch oder Fleisch und Gemüse, Frühstücksideen und süße Cremes, Aufläufe und Salate entwickelt. **ISBN 978-3-927372-29-0 18,90 EUR**

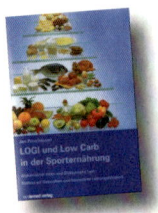

**LOGI-METHODE. LOGI-Guide. Von Franca Mangiameli und Dr. Nicolai Worm.** Im LOGI-Guide finden Sie die Angaben zur glykämischen Last und zum glykämischen Index, zu Kohlenhydraten, Fetten, Eiweißen und Ballaststoffen – pro 100 Gramm und pro Portion für mehr als 500 Lebensmittel. **ISBN 978-3-927372-28-3 6,90 EUR**

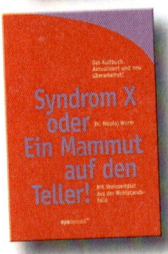

**LOGI und Low Carb in der Sporternährung. Von Dipl. Troph. Jan Prinzhausen.** LOGI und Low Carb revolutionieren die Ernährungswelt. Müssen Sportler jedoch mit Leistungseinbußen rechnen, wenn sie ihre Ernährung den neuesten Erkenntnissen anpassen? Kalkulieren sie dann, wenn sie das nicht tun können oder wollen im Gegenzug bewusst mit Gesundheitsschädigungen? Wie wird heute eine leistungsadäquate Sporternährung aufgebaut – und wie verträgt sie sich mit den aktuellen Ernährungsempfehlungen. **ISBN 978-3-927372-30-6 24,90 EUR**

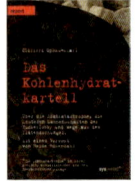

**Syndrom X oder Ein Mammut auf den Teller! Von Dr. Nicolai Worm.** In diesem spannenden und provokativen Buch zeigt Nicolai Worm, wie eine »artgerechte«, gesund erhaltende Lebensweise im 21. Jahrhundert aussehen könnte. Denn die menschlichen Gene scheinen auf ein Essen und Trinken wie im Schlaraffenland, wie wir es in den Industrieländern kennen, schlecht vorbereitet zu sein. Unser Genprogramm funktioniert immer noch wie in der Steinzeit. Ernährungsabhängige Störungen nehmen rapide zu, Syndrom X entwickelt sich weltweit zu einer tödlichen Epidemie nie gekannten Ausmaßes. **ISBN 978-3-927372-23-8 19,90 EUR**

**Das Kohlenhydratkartell. Über die Diätkatastrophe, die finsteren Machenschaften der Zuckerlobby und Wege aus dem Diätendschungel. Das Kultbuch. Aktualisiert und neu überarbeitet. Von Clifford Opoku-Afari.** Wie konnte Übergewicht weltweit zum Gesundheitsproblem Nummer Eins werden, obwohl immer mehr Menschen diäten, was das Zeug hält? Worauf kommt es also wirklich an? Hält bzw. macht das Fetteinsparen bei kohlenhydratreicher Ernährung schlank und gesund oder soll man Fett essen, um Fett zu verlieren? **ISBN 978-3-927372-43-6 12,95 EUR**

**Leicht abnehmen! Geheimrezept Eiweiß. Von Dr. Hardy Walle und Dr. Nicolai Worm.** So halten Sie Ihr Wunschgewicht auf Dauer: Mit der Gesundheitskombination aus Formula-Diät, sportlicher Bewegung und LOGI-Ernährung fällt das ganz leicht! Wie und warum Sie endlich die erwünschten Abnehmerfolge erzielen und halten, vermittelt dieses informative und leicht verständliche Standardwerk zum Powerstoff Eiweiß. **ISBN 978-3-927372-39-9** 19,95 EUR

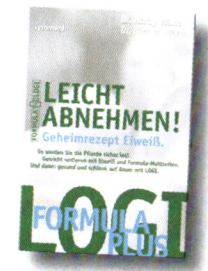

## LOGI-Grundlagenbroschüren:

**Den Typ-2-Diabetes an der Wurzel packen.** Ein Ernährungsratgeber für Diabetiker und solche, die es nicht werden wollen. **Erhältlich nur beim Verlag.**

**Syndrom X: Metabolisches Syndrom.** Ein Ratgeber für Patienten mit Übergewicht, Bluthochdruck und Fettstoffwechselstörungen. **Erhältlich nur beim Verlag.**

**Süßes Blut rächt sich bitter.** Auf einen Blick: Das Basiswissen zur LOGI-Methode. **Erhältlich nur beim Verlag.**

**Paketpreis für die drei Grundlagenbroschüren:** 6,00 EUR

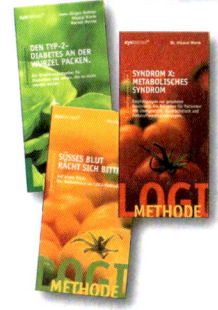

## LOGI-Praxisbroschüren:

**LOGI im Alltag.** Einfach umdenken und anfangen. Ein praxisnaher Wegweiser für die ersten Gehversuche mit der LOGI-Methode. **ISBN 978-3-927372-35-1** 3,90 EUR

**Ernährungstherapie nach der LOGI-Methode.** Die tägliche Umsetzung der kohlenhydratreduzierten Ernährung. **ISBN 978-3-927372-36-8** 4,90 EUR

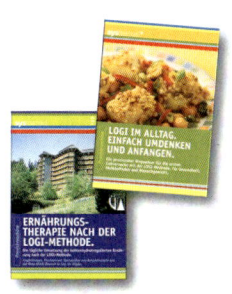

## Wichtige Neuerscheinungen im Frühjahr 2009:

**Mehr vom Sport. Low-carb und LOGI in der Sporternährung. Von Clifford Opoku-Afari, Dr. Nicolai Worm und Heike Lemberger. ISBN 978-3-927372-41-2** 19,95 EUR

**Gesund durch Stress! Wer reizvoll lebt bleibt länger jung! Von Hans-Jürgen Richter und Dr. Peter Heilmeyer. ISBN 978-3-927372-42-9** 19,95 EUR

**LOGI-METHODE. Das große LOGI-Kochbuch 2. Von Franca Mangiameli. ISBN 978-3-927372-44-3** 19,95 EUR

**Mehr Infos zum Programm, zu den Autoren, zu weiteren Neuerscheinungen und zu allen aktuellen Titeln finden Sie im Internet auf www.systemed.de.**

Impressum.

©2008 systemed Verlag, Lünen. Alle Rechte vorbehalten. Nachdruck, auch auszugsweise, sowie Verbreitung durch Film, Funk und Fernsehen, durch fotomechanische Wiedergabe, Tonträger und Datenverarbeitungssysteme jeglicher Art nur mit schriftlicher Genehmigung des Verlages.

|  |  |
|---|---|
| Redaktion: | systemed Verlag, Lünen |
| Gestaltung und Satz: | A flock of sheep, München |
| | www.flock-of-sheep.com |
| Fotografie: | Peter Lutz, Dortmund |

Bilder auf den Seiten: Titel, 1, 6, 9, 16, 20, 22, 26, 34, 40, 46, 47, 49, 52, 54, 59, 71, 74, 80, 83, 87, 88, 93, U3

Marcus Taeschner, Bad Schwartau

Bilder auf den Seiten: 2, 10, 15, 19, 25, 28, 37

|  |  |
|---|---|
| Druck: | Griebsch & Rochol, Hamm |
| ISBN: | 978-3-927372-40-5 |

2. Auflage

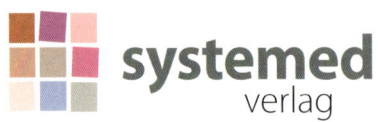

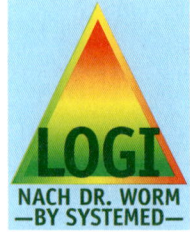